J.M. Kempa

Leben mit der Dialyse
Erfahrungen als Dialysepatient und andere gesundheitliche Unregelmäßigkeiten

J.M. Kempa

Leben mit der Dialyse

Erfahrungen als Dialysepatient und andere gesundheitliche Unregelmäßigkeiten

Rediroma-Verlag

Bibliografische Information der Deutschen Nationalbibliothek:
Die Deutsche Nationalbibliothek verzeichnet diese Publikation in der Deutschen Nationalbibliografie; detaillierte bibliografische Daten sind im Internet über http://portal.dnb.de abrufbar.

ISBN 978-3-96103-920-3

Umschlagillustration: SvetaZi (shutterstock.com)

www.rediroma-verlag.de
11,95 Euro (D)

Inhalt

Ich bin jetzt 58 Jahre alt und „hänge“ als Dialysepatient seit Januar 2011 an der Hämodialyse. Deshalb kann ich auch nur über dieser Dialyseform und meine Erfahrungen schreiben. Als ich mit der Dialyse beginnen musste, dachte ich wie so viele Dialyseabhängige, das war‘s. Jetzt muss ich mein Leben lang jeden zweiten Tag für vier oder fünf Stunden zur Dialyse an die Maschine, um mein „verseuchtes Blut“ reinigen zu lassen, weil sich meine zwei Nieren für immer verabschiedet und die Funktion eingestellt haben. Dass es so weit gekommen ist, liegt einzig und allein in meiner Verantwortung. Mein über Jahre viel zu hoher Blutdruck hat die Nieren vernichtet. Ja, der liebe Blutdruck. Es ist leider so, dass alles, was nicht schmerzt, einfach ignoriert wird. Ein großer Fehler und meine Ignoranz und Dummheit führten zu der terminalen Niereninsuffizienz und damit direkt zur Dialyse, lebenslang. Ich wusste, dass mein Blutdruck viel zu hoch war, hatte auch ein Medikament zur Absenkung, aber ich habe dieses nicht genommen. Es war das Resultat meiner Erziehung und die Schuld meiner lieben Mutter. Sie war immer der Meinung, dass die Medikamente alle Gift bzw. Chemie für den Körper sind und alles von der Natur und Kamillentee von selbst geregelt wird. Das Ergebnis kennen wir ja.

All das darf keine Ausrede oder Schuldzuweisung sein, denn jeder mündige und klar im Kopf denkende Mensch ist immer selbst für sein Handeln und die Konsequenzen verantwortlich. Kein Mensch muss Angst vor der Dialyse haben, denn die Nierenersatztherapie ist schmerzlos und absolut Lebensnotwendig. Eine terminale Niereninsuffizienz ist eine unheilbare Krankheit. Der Nierenschaden kann nur durch die Dialyse therapiert und ersetzt werden. Eine zeitlich begrenzte Dauer gibt es nicht, denn die Dialyse muss lebenslang durchgeführt werden. Es sei denn man entscheidet sich für eine Nierentransplantation. Wann eine solche Transplantation möglich sein wird, das kann nicht genau bestimmt werden. Zahlreiche Voruntersuchungen müssen durchgeführt werden. Auch dann ist eine permanent Heilung nicht gewiss. Die Dialysetherapie mit dem Dialysepersonal, den Ärzten und Mitpatienten sollte auch als eine Art „zweite Familie" betrachtet werden. Denn man verbringt doch sehr viel Zeit, in der Regel alle zwei Tage für 4 bis 5 Stunden, in dieser Station. Ein Leben lang. Nun ist es auch so, dass die Patienten nicht in einem Einzelzimmer liegen können. Ich kenne es so, dass drei „Dialysten" in gebührenden Abstand zueinander in einer Reihe liegen. Drei weitere Patienten gegenüber. Die Privatsphäre ist aber jederzeit gegeben.

1. Wie alles begann

Nun, wie habe ich meine herannahendes Nierenversagen bemerkt? Ich selbst gar nicht. Dies ist sehr gefährlich und kann lebensbedrohlich sein. Wie viele Menschen sind schon an Nierenversagen verstorben, ohne dass es rechtzeitig bemerkt oder beachtet wurde? Bei mir war es ähnlich, denn es ist völlig schmerzfrei.

Ich lebte zu der Zeit allein nach meiner Scheidung in meiner kleinen Wohnung. Ich war aktiv und völlig munter. Nichts deutete darauf hin, dass sich mein Körper langsam, aber stetig selbst vergiftete. Wenn die Nieren versagen, dann bleiben alle Giftstoffe, die durch die Nahrung und den Stoffwechselabbau aufgenommen werden, im Körper. Ich wurde nur immer sehr schnell müde und wollte den ganzen Tag nur schlafen. Ich hatte keinen Hunger, aber viel Durst. Und genau das ist das große Problem. Denn sobald die Nieren aufhören zu arbeiten, dann bleibt die gesamte Flüssigkeit im Körper. Diese Flüssigkeit sammelt sich in der Lunge und im Herzen an … ganz langsam. Entweder bleibt die Pumpe stehen, der Kreislauf kollabiert oder man ertrinkt. Kaum zu glauben, ist aber so. Ganz einfach. Darauf werde ich etwas später noch eingehen.

Meine damalige Freundin bemerkte, dass aus dem lebenslustigen und immer agilen Mann ein fauler, träger und müder Zeitgenosse wurde. Sobald sie in meine kleine, aber saubere Wohnung gekommen ist, um nach dem Rechten zu sehen bemerkte sie, dass es in der Junggesellenwohnung etwas seltsam roch. Ich selbst habe dies nicht bemerkt, obwohl ich ein sehr sensibles Geruchsorgan habe und üble Gerüche nicht ausstehen kann. Es fiel ihr auf, dass es nach verfaulten Eiern gerochen hat. Sie dachte, dass ich mir Eier gekocht hatte oder alte Eier lagern würde. Dies war nicht der Fall. Der Gestank kam von mir und die Ursache war ICH. Mein Körper war dabei, sich ganz langsam selbst zu vergiften, wie bereits erwähnt. Meine kaputten Nieren konnten die Giftstoffe nicht mehr ausscheiden. Nur über meine Haut wurde wie bei einem Dampfkessel der üble Geruch in die Umwelt gelassen. Wie peinlich war das denn, aber ich konnte dies alles nicht erfassen, denn auch meine Sinne waren schon sehr getrübt. Ich wollte nur noch schlafen und viel trinken. Diese Kombination ist auf Dauer und in kürzester Zeit absolut tödlich.

Meine damalige Freundin reagierte sofort und schleppte mich ins Krankenhaus, denn laufen konnte ich schon nicht mehr. Dort angekommen wurde ich kurz untersucht, eine Blutanalyse durchgeführt und dann war alles klar, ich musste sofort an eine lange Dialyse angeschlossen werden. Da ich noch keinen Shunt, wie bei Dialysepatienten üblich, im Arm hatte, wurde mir im Hals ein Katheter, der sogenannte Shaldon-Katheter, gelegt. Bei der Akutdialyse wird in der Regel der nach dem schottischen Nephrologen Stanley Shaldon benannte Shaldon-Katheter verwendet. Wie ein zentraler Venenkatheter (ZVK) wird der Shaldon-Katheter meist über die rechte Vena jugularis interna oder die Vena subclavia in die obere Hohlvene eingeführt.

Was das genau ist, weiß ich nicht. Ich bin kein Arzt oder Nephrologe, ich bin nur Patient. Wird der Dialysekatheter nicht für die Hämodialyse genutzt, wird er mit Heparin- oder Citratlösung geblockt. Wegen der obengenannten Probleme, einem hohen Infektionsrisiko sowie hohem Blutverlust bei unsachgemäßer Verwendung müssen diese Katheter besonders überwacht werden. Sie sollten nicht für Blutabnahmen oder Infusionen verwendet werden. Aber die in der Regel sehr gut ausgebildeten Dialyseschwestern kennen ihr Handwerk genau. Es ist wie in der Medizin üblich und besonders in der Dialyse, dass das Personal sehr penibel auf die Hygiene und die richtige Handlungsweise achtet. Der Dialysepatient darf auf gut ausgebildetes Personal, Ärzte wie Schwester und Pfleger vertrauen. Dieser Sheldon-Katheter sitzt also, wie die Abbildung zeigt, im Halsbereich am Schlüsselbein. Es ist eine temporäre Lösung am Anfang jeder Dialysekarriere. Die Blicke der Mitmenschen sind einem jedem „Dialysten“ gewiss. Man erinnert ein wenig an das Frankensteinmonster. Dieser Sheldon-Katheter stört bei der Körperpflege, denn beim Duschen darf dieser Katheter nicht unter Wasser gesetzt werden und schon gar nicht mit Duschgel oder Ähnlichem eingeseift werden. Sollte eigentlich selbstverständlich sein.

Ich hatte das Vergnügen, ca. drei Wochen dieses Teil im Hals zu haben, denn der Katheter muss wieder entfernt werden, sonst verwächst der Plastikschlauch und das Infektionsrisiko ist hoch. Auch die Dialyseeffizienz ist mit einem Shunt wesentlich besser. Die eigentliche Punktion mit zwei Nadeln darf nicht abschrecken und mit der Zeit ist man „ganz wild“ auf die Einstiche. Ähnlich wie bei einem Junkie. Es gibt auch die Single Needle Dialyse. Im Ein-Nadel- oder SN-Betrieb (Single Needle) steht im Gegensatz zur Dualnadeldialyse zur Blutförderung und die Blutrückgabe nur ein Lumen zur Verfügung. Die Dialyse wird demnach in einzelne Phasen aufgeteilt.

Phase 1: Die Arterielle Phase mit der Blutentnahme.

Phase 2: Die venöse Phase mit der Blutrückgabe. Durch dieses Single-Needle-Verfahren wird die Dialysequalität gegenüber der Doppelnadel-Dialyse stark vermindert. Das SN-Verfahren wird bei schwierigen Shunt-Verhältnissen angewendet.

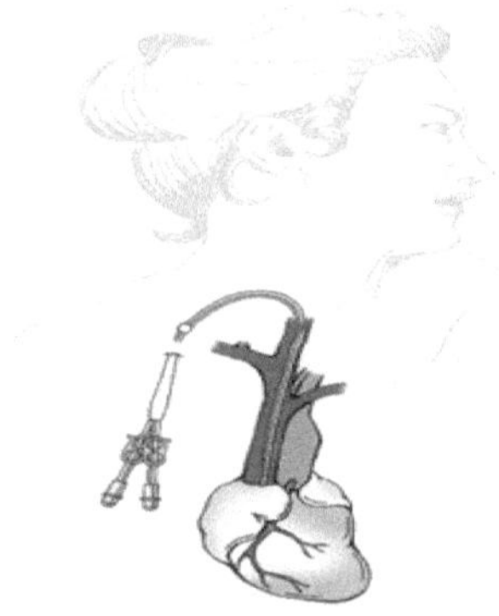

Mit so einem Katheter im Hals fing alles an. Da meine Situation zu dieser Zeit schon lebensbedrohlich war, musste sofort dieses Teil gelegt werden. Es sieht schon etwas seltsam aus, wenn zwei Schläuche aus dem Hals hängen. Mir hing ja bisher schon sehr viel aus dem berühmten Hals heraus, aber so etwas noch nicht. Die Blicke der Mitmenschen waren mir sicher. Zahlreiche und teils nervige Fragen ließen nicht lange auf sich warten. Irgendwann hatte ich keine Lust, mich erklären zu müssen, und so machte ich mir einen

Spaß daraus, blöde Antworten zu geben. Einige Beispiele: „Ich bin Raucher und durch einen Schlauch ziehe ich an der Kippe und durch den anderen Schlauch kommt der Qualm wieder raus. So habe ich die Hände frei.“ Oder: „Ich esse und trinke immer so. Einen Schlauch für das Essen als Astronautennahrung rein und durch den anderen Schlauch das Getränk.“

Es kam auch darauf an, wie die Menschen auf diese Schläuche, die aus meinem Hals hingen, reagierten. Bei einem „Iiiighitt, was hast du denn da?“ bekamen diese Leute diese blöden Antworten. Andere interessierte Menschen wurden richtig aufgeklärt.

Der Sheldon-Katheter kommt wegen der geringeren Länge nicht vor dem rechten Vorhof zu liegen, sodass der zentrale Venendruck im Gegensatz zum ZVK nicht gemessen werden kann. Seltener wird auch die Leistenvene als Zugangsweg gewählt. Dies ist aus hygienischen Gesichtspunkten, aus Gründen der Mobilisation des Patienten und wegen erhöhter Thrombose-Gefahr problematischer. Nun wird es sehr medizinisch, aber das muss zum allgemeinen Verständnis sein. Alle diese doch fachlichen und medizinischen Erklärungen können in diverser Literatur genauer nachgelesen werden. Auch die zahlreichen Nephrologischen Zentren geben gerne Auskunft und informieren einfühlsam über die Dialyse. Ich verwende bewusst den Ausdruck „einfühlsam“, denn eine bevorstehende Dialyse ist eine einschneidende Lebensumstellung. Auch ich musste mein Leben komplett als Dialysepatient umstellen. Das in diesen Zeiten so oft verwendete und ausgetretene Wort „Freiheit“ in Deutschland ist durch die Dialyse zusätzlich eingeschränkt. Aber die Freiheit ist NICHT vorbei. Besonders bei der Planung der Urlaubsreisen bedarf es einer ausreichenden und längerfristigen zeitlichen Vorbereitungsphase. Spontane Urlaubsreisen sind nicht mehr möglich. Was soll‘s, wenn man überleben möchte. Ich kann mich sehr gut an die mitleidsvollen Blicke meiner Freunde, Bekannten und Familienmitglieder erinnern, als ich mitteilte, dass ich von nun an für den Rest meines Lebens zur Dialyse gehen müsse. Sofort kam der bekannte Satz: „Wann bekommst du eine neue Niere?“

Meine Antwort war und ist: „Ich möchte kein Fremdorgan und lehne eine Transplantation ab. Also es wird keine neue Niere geben.“ Meine Begründung folgt etwas später in diesem Buch.

Nun ist es so, dass man nach der Diagnose erst einmal mit sich selbst ins Reine kommen muss. Es ist schon eine psychische Belastung und eine gewisse Ratlosigkeit, wenn einem bewusst wird, dass man sein Leben lang an der Nadel hängt und von einer Maschine abhängig sein wird. Aber immer positiv denken, denn ein Glas ist immer halb voll ... nicht halb leer. Alles klar? Ich weiß von Fällen, wo Dialysepatienten einfach nicht mehr zur Blutreinigung gegangen sind. Kurz Zeit später waren sie tot. Dieses Verhalten ist einem Selbstmord gleichzusetzen und wir alle sollten keine Märtyrer sein. Sonst ist nix mit dem Himmelreich und 7 Jungfrauen gibt es auch nicht im Paradies, wie in einer bestimmten Glaubensgemeinschaft gepredigt wird.

Wann entscheidet man sich für Dialysekatheter und oder die Port-Systeme? Bei Patienten, die nur für eine sehr kurze Zeit einen Gefäßzugang benötigen, wie beispielsweise bei akutem Nierenversagen oder bis zum Ausreifen einer nativen AV-Fistel, auch Shunt genannt, werden unter örtlicher Betäubung am Hals oder unter dem Schlüsselbein Dialysekatheter eingesetzt. So war es auch bei mir. Mehrmals, aber dazu komme ich später noch. Darüber hinaus sind Katheter und Port-Systeme dort von großem Nutzen, wo weder eine native AV-Fistel noch eine Gefäßprothese angelegt werden können. Gefäßzugänge für die Hämodialyse (Fistel/Shunt): Um eine „Blutwäsche" (Hämodialyse) durchführen zu können, braucht man einen Zugang zum Gefäßsystem, der es erlaubt, Blut zu entnehmen, zu reinigen und wieder zurückzugeben. Der Zugang soll leicht zu erreichen und zu punktieren sein, da die Behandlung in der Regel dreimal pro Woche stattfindet. Darüber hinaus muss ein ausreichender Blutfluss gewährleistet sein, da in der Minute 200 bis 400 ml Blut entnommen, dialysiert und zurückgegeben werden. Welche Arten von Gefäßzugängen gibt es? Es gibt prinzipiell drei Gruppen von Gefäßzugängen:

1. Der klassische „Shunt“, bei dem ein Kurzschluss zwischen einer Schlagader (Arterie) und Haut Vene angelegt wird. Dieser Shunt ist auch als „native“ arteriovenöse (AV) Fistel oder – nach dem italienischen Erfinder – als „Cimino-Shunt“ bekannt.
2. Ein Shunt mit Hilfe einer Gefäßprothese: Hier wird ein feiner Schlauch aus Fremdmaterial, meist synthetisch aus Goretex benutzt, um Arterie und Vene zu verbinden.
3. Dialysekatheter und Port-Systeme: Sie bestehen aus festen Kunststoffschläuchen, welche direkt in große, zentral gelegene Venen platziert werden. Über diese Schläuche wird das Blut für die Dialyse entnommen und zurückgegeben.

Wie wird der klassische Shunt (native AV Fistel) angelegt? Bei der Anlage des Shunts wird – meist am Unterarm – eine Arterie mit einer Vene verbunden. Dies geschieht meist unter örtlicher – das bedeutet, das Gewebe wird direkt am Operationsort betäubt – oder regionaler Anästhesie. Bei der regionalen Anästhesie werden die Nervenbahnen, die den Arm versorgen, mit einem „Nervenblock“ betäubt. Eine Vollnarkose ist nur selten erforderlich. Ich wurde dreimal unter Vollnarkose operiert … bisher. Es entsteht ein „Kurzschluss“ zwischen dem arteriellen und venösen Gefäßsystem. Dadurch steigt der Blutfluss stark an und die Vene verändert sich. Ihr Durchmesser und die Wandstärke nehmen zu, sodass sie sich im Laufe einiger Wochen zu einem größeren Gefäß entwickelt, welches leicht mit Dialysenadeln zu punktieren ist und somit die notwendigen Blutmengen für die Dialyse liefern kann. Die Punktion ist übrigens häufig kaum schmerzhaft, sofern man kein allzu großes Weichei und Sensibelchen ist, insbesondere, wenn sich mit der Zeit und nach vielen Punktionen nahezu gefühllose Narben über dem Shunt ausgebildet haben.

Wann werden Gefäßprothesen eingesetzt? Gefäßprothesen werden dann verwendet, wenn der Patient keine Venen besitzt, die für eine native AV-Fistelanlage geeignet sind. Gefäßprothesen brauchen nach der Operation – wie die klassischen Shunts – einige Zeit zum „Ausreifen“. In diesem Fall ist zwar der Durchmesser sofort groß und es besteht ein hoher Blutfluss, aber das Maschengewebe ist anfangs meist noch sehr durchlässig für Flüssigkeit, sodass über mehrere Wochen eine örtliche Schwellung bestehen kann, die vor der ersten Punktion abgeklungen sein sollte. Im Gegensatz zu nativen Fisteln ist allerdings bei Gefäßprothesen das Infektionsrisiko und die Verschlussgefahr, also die Entwicklung von Thrombosen, erhöht, sodass nach Möglichkeit lieber auf die körpereigenen Gefäße zurückgegriffen werden sollte.

Wie werden Komplikationen behandelt? Verengungen von Fisteln und Prothesen können aufgedehnt und Verschlüsse wieder geöffnet werden. Zu diesem Zweck wird ein Katheter in das Gefäß eingeführt. Thromben (verfestigtes Blut, das die Fistel verschließt) können entfernt werden, das Gefäß kann mit Hilfe eines Ballons aufgedehnt werden. Verengungen, Verschlüsse, Erweiterungen (Aneurysmen) und zu hohe Blutflüsse können auch durch eine Operation behandelt werden. Alles schon mehrfach erlebt. Ist aber nicht so schlimm. Entzündungen werden, je nach Ausmaß, allein medikamentös durch Antibiotika oder zusätzlich durch chirurgische Maßnahmen, z.B. Entfernung einer entzündeten Gefäßprothese, behandelt.

Worauf ist bei der Punktion des Gefäßzuganges zu achten? Bevor der Gefäßzugang punktiert wird, ist der Arm gründlich zu reinigen und zu desinfizieren. Dies wird durch das qualifizierte Dialyseteam, meist Dialyseschwestern, durchgeführt. Bei der Punktion muss jede noch so geringfügige Verunreinigung vermieden werden. Der Gefäßzugang sollte an wechselnden Stellen punktiert werden, um Schäden durch zu häufige Punktion an derselben Stelle zu vermeiden. Am Ende einer Dialysebehandlung muss für einige Zeit, meist 15 bis 20 Minuten auf die Punktionsstelle Druck ausgeübt werden, damit sie sich verschließt. Das Gefäß darf jedoch nicht vollständig abgedrückt werden. Was können Sie tun? Sehr wichtig ist es, bereits vor Anlage einer AV-Fistel die Venen an beiden Armen vor Schäden zu schützen. Die Venen können durch Punktionen für Blutentnahmen oder Anlage von Infusionen geschädigt werden. Wenn bei einem Patienten bereits eine Schädigung der Nieren besteht, muss man besonders darauf achten, dass keine vermeidbaren Punktionen von Armvenen vorgenommen werden. Für Blutentnahmen oder Infusionen können in der Regel auch Venen am Handrücken benutzt werden. Wenn man bereits eine AV-Fistel besitzt, so ist diese nur für die Dialysebehandlung zu punktieren, nicht für andere Blutentnahmen. Außerdem muss man starken

Druck auf die AV-Fistel vermeiden, das heißt, man sollte lockere Kleidung tragen und sich nicht auf dem Arm mit der Fistel legen, um das Risiko eines Verschlusses der Fistel zu minimieren. Aber auch die Venen des anderen Armes sind zu schützen, da diese eventuell später für die Anlage eines Gefäßzugangs benötigt werden.

Also, wie bereits geschrieben, so locker und unbeschwert im Leben rumlaufen, das geht nicht mehr. Aber es gibt wesentlich Schlimmeres. Man soll auch vor jeder Narkose darauf hinweisen, dass man eine AV-Fistel hat und dass der Arm besonders sorgfältig gelagert werden muss, um einen Verschluss der Fistel während einer Operation zu vermeiden. Insbesondere native AV-Fisteln können über viele Jahre einen komplikationsarmen Gefäßzugang für die Dialysebehandlung sicherstellen und gelten nach wie vor als der beste Zugang für die Dialyse.

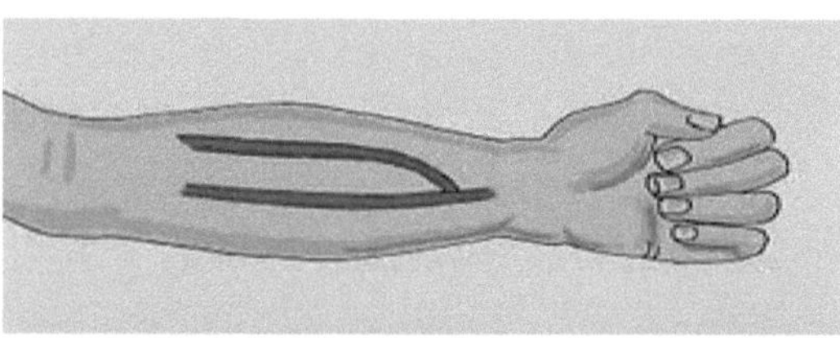

arteriovenöse Fistel (Shunt)

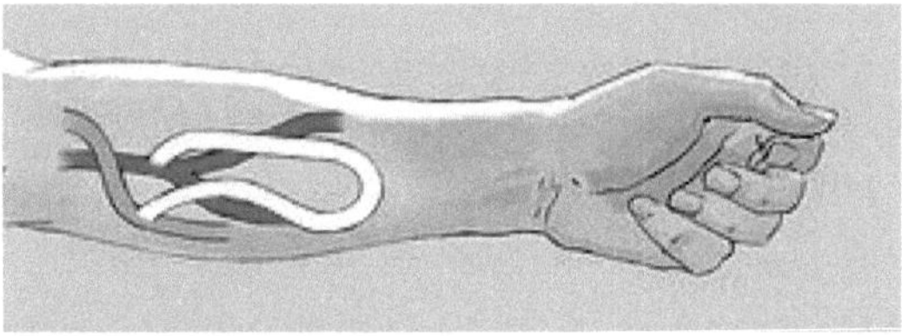

Fistelimplantat (Shunt)

Nachfolgend nun mein „Kunstwerk“ im Arm, über das meine Dialyse durchgeführt wird. Dieser Shunt läuft gut und bereitet mir keine Probleme mehr wie die Cimino-Fistel und die immerwährenden Verschlüsse. Mein Anschluss ist im linken Arm, weil ich Rechtshänder bin und ein Shunt Arm weniger belastet werden sollte.

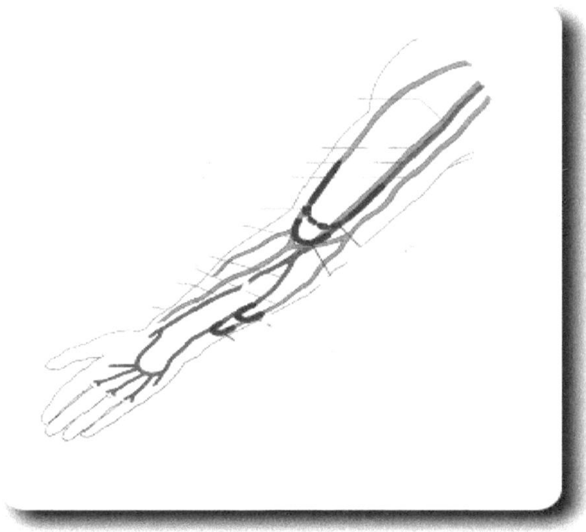

Das nächste Bild ist nun mein linker Arm mit der Punktion. Es sieht etwas wild und schmerzhaft aus, ist es aber keinesfalls. Mit der Zeit verhärtet sich die Haut und das Gewebe. Nur den kleinen „Pieks“ spüre ich noch. Sonst ist alles gut.

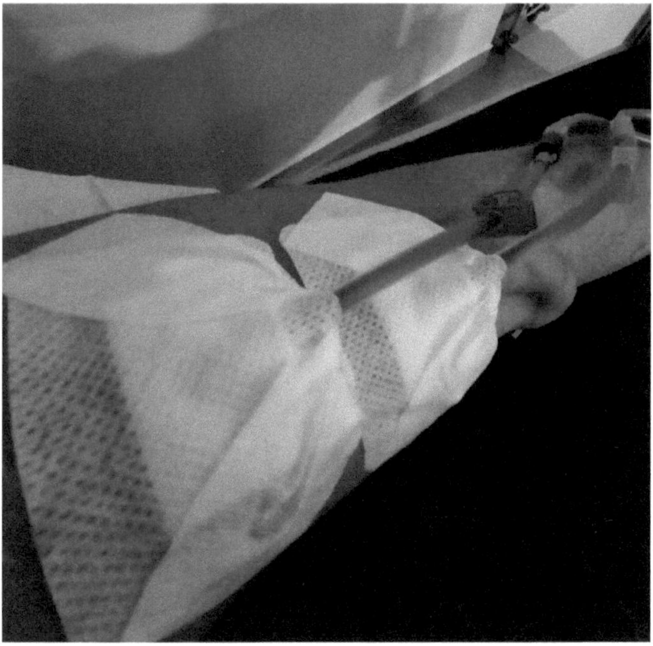

So sieht meine Shuntpunktion derzeit aus. Der Wulst ergab sich im Laufe der Zeit und ist das Resultat der Operation und die Zusammenlegung der Vene und Arterie. Der Shunt prägt sich aus.

Was ist der Shunt? Es ist eine Kurzschlussverbindung zwischen getrennten Gefäßen.

Ich begann mit dem Shunt auf dem ersten Bild, der Arteriovenösen Fistel. Dann erhielt ich, weil der Shunt sehr schnell und mehrfach „zu", besser gesagt durch einen Blutpfropfen verstopft war, das Fistelimplantat, was auch wieder schei… gelaufen ist. Jetzt habe ich einen Zugang im Oberarm. Ich persönlich empfinde einen Oberarmshunt als angenehmer, denn die Punktion ist nicht so schmerzhaft. Man muss sich vorstellen, dass die Nadeln so dick sind wie Zahnstocher. Es sind keinesfalls nur kleine und dünne Nadeln wie bei einer Spritze. Manchmal „knackt" es richtig beim Einstich. Das kommt daher, weil ich eine Haut wie ein Elefant habe und die Einstichstellen schon sehr verhärtet sind. Der Vorteil ist, die Punktion kommt mir manchmal vor, als wenn die Schwester in einen Holzarm sticht. Ich spüre nämlich nichts. Es sieht auch schlimmer aus, als es wirklich ist. Mich wundert es nur, wie das bei den Muskelprotzen mit ihren anabolen Steroiden vollgepumpten Armen funktioniert? Dort kann es doch mit den üblichen Nadeln nicht funktionieren, da werden bestimmte stricknadelstarke Teile verwendet. Aber die brauchen das zur Selbstbestätigung. „Seht alle her, was ich für ein harter und toller Hecht im Teich bin.“

Weiter im Text und der Anfangsphase meiner „Dialysekarriere“. Mir wurde unter örtlicher Betäubung dieser Katheter reingeschoben. Der Arzt war eine richtige Plaudertasche, da er bemerkte, dass ich doch sehr ängstlich und unruhig war. Wir sprachen über das allseits beliebt Thema, den Fußball. Er war Fan von der erfolgreichsten Mannschaft in Deutschland und ich Anhänger einer Gurkentruppe. Aber ich stehe dazu. Lange Diskussionen waren die Folge. So langsam wurde ich ungeduldig und der Doktor sollte endlich einmal anfangen, anstatt mich voll zutexten. Ich war gerade dabei, etwas „Stress“ zu machen, da sagte der Arzt: „Fertig. Alles in Ordnung das Ding sitzt fest und läuft.“

Super Job und ich hatte überhaupt nichts gespürt. Vielen Dank.

Danach auf die Station für eine Nacht, um zu sehen, ob es doch noch Komplikationen geben würde. Auch eine weitere Dialyse stand mir bevor. Während dieser Zeit hatte ich die Gelegenheit, mich ausgiebig mit der Dialyse vertraut zu machen. Ich habe alle Informationen, die ich in die Hand bekommen habe, ausgiebig gelesen, ja regelrecht verschlungen.

Dann, nach einem weiteren Bluttest, erhielt ich meinen Dialyseplan. Jeden zweiten Tag für fünf Stunden zur Dialyse. Na, großartig. Ich wurde an die für meinen damaligen Wohnort zuständige Dialysestation überwiesen. Ich habe sehr lange überlegt und festgestellt, dass es verschiedene Möglichkeiten der Dialyse gibt. Die Peritonealdialyse kommt für mich nicht in Frage. Dies hat seine Gründe. Über die Hämofiltration weiß ich auch viel zu wenig und habe keine Erfahrungen. Ich weiß nur, dass die Hämofiltration eine Sonderform der Hämodialyse darstellt. Dabei wird das Blut in ein spezielles Dialysegerät geleitet und dort gefiltert. Der Unterschied zu Hämodialyse ist, es fehlt bei der Hämofiltration das Dialysat und damit der Stofftransport durch die Diffusion. Unter Diffusion versteht man den Transport von Molekülen durch eine Zellmembran. Ähnlich der Osmose, wie bei der Herstellung von Reinstwasser für mein Aquarium. Dabei fließt die Flüssigkeit durch eine Membran, alle Unreinheiten werden herausgefiltert und gut ist. Leider kann ich mein Blut nicht durch dieses Gerät jagen, weil ich sonst die Augen verdrehe und Schnappatmung bekommen würde. Also gehe ich brav jeden zweiten Tage zur Blutwäsche. Aus „meinem“ Nephrologischem Zentrum an meinem derzeitigen Wohnort kenne ich nur die Hämodialyse.

Noch einmal kurz zusammengefasst:

Als Dialyse bezeichnet man ein medizinisches Verfahren, mit dessen Hilfe schädliche Stoffe aus dem Blut entfernt werden. Sie wird auch als Blutwäsche bezeichnet. Eingesetzt wird die Dialyse vor allem bei einer akuten oder chronischen Störung der Nierenfunktion. Lesen Sie hier alles über die Dialyse, wann man sie durchführt und was für Risiken sie birgt. Was ist eine Dialyse? Die Dialyse ist eine künstliche Blutwäsche, die das Blut von giftigen Stoffen reinigt. Der Körper produziert täglich viele giftige Stoffwechselprodukte, die normalerweise über die Nieren mit dem Harn ausgeschieden werden. Zu diesen sogenannten „harnpflichtigen Substanzen" zählen beispielsweise der Harnstoff, die Harnsäure, das Kreatinin und viele mehr. Sind die Nieren aufgrund eines akuten oder chronischen Schadens (akute oder chronische Niereninsuffizienz) nicht in der Lage, diese Stoffe ausreichend auszuscheiden, sammeln sie sich im Körper an, was innerhalb weniger Tage lebensbedrohlich werden kann. Die erste Dialyse am Menschen wurde 1924 in Gießen durchgeführt – seither hat sie Millionen von Menschen das Leben gerettet. Derzeit werden in Deutschland ungefähr 80.000 Personen dauerhaft dialysiert. Die Dialyse kann auch bei bestimmten Vergiftungen eingesetzt werden, um das Gift aus dem Körper zu entfernen.

Man unterscheidet grundsätzlich drei Dialyseverfahren:

- **Hämodialyse** – dies ist meine Form der Dialyse
- **Peritonealdialyse** – ist sehr aufwendig, Schweinkram und die Hygiene muss unbedingt eingehalten werden. Ein Gang zur Dialysestation ist nicht notwendig. Der einzige Pluspunkt.
- **Hämofiltration** – keine Ahnung wie das funktioniert und was das bedeutet.

Das Prinzip aller drei Verfahren ist ähnlich: Dem Körper wird kontinuierlich Blut entnommen und über eine Membran (Dialysator) gefiltert. Zum Teil wird eine Spülflüssigkeit (Dialysat) genutzt, um die im Blut befindlichen Stoffe herauszuwaschen. Das gereinigte Blut wird dem Körper anschließend wieder zugeführt. Die Hämodialyse ist ein Verfahren zur Blutwäsche, das bei Patienten mit einer Nierenschwäche eingesetzt wird. Es wird häufiger angewendet als die Peritonealdialyse (Bauchfelldialyse). Ein Gerät mit einer Membran filtert und reinigt das Blut außerhalb des Körpers. Man spricht auch von „künstlicher Niere“. Ich habe mich gegen diese Form der Dialyse entschieden. Ich möchte keinen Beutel an meiner Seite hängen haben und die ganze Sauerei … nein danke. Das Infektionsrisiko ist mir viel zu hoch, denn es ist eine offene Wunde. Die Hämodialyse findet meist in einem Dialyse-Zentrum statt. Die Betreuer sind speziell geschultes Pflegepersonal und ein Ärzteteam ist immer vorhanden.

Was macht man bei einer Hämodialyse?

Über den angelegten Dialyse-Shunt, wird während der Hämodialyse Blut entnommen und über ein Schlauchsystem in das Dialysegerät geleitet. Hier werden dem Blut harnpflichtige Stoffe und überschüssiges Körperwasser entnommen und die Blutsalze (Elektrolyte) ausgeglichen. Anschließend gelangt das Blut über den Shunt wieder in den Körper. Der gesamte Prozess dauert mehrere Stunden. Die Dialyse-Patienten müssen meist dreimal pro Woche für jeweils vier bis acht Stunden ins Behandlungszentrum kommen. Die Hämodialyse ist somit zeitaufwendig – mit allen Einschränkungen, die sich daraus für eine Berufstätigkeit und einen normalen Alltag ergeben. Welche Risiken birgt eine Hämodialyse? Da die Hämodialyse nicht kontinuierlich stattfindet, sammeln sich regelmäßig Wasser und Giftstoffe im Blut an. Viele Stoffe, die der Körper mit dem Essen und Trinken aufnimmt, werden somit nicht ausgeschieden. Sie müssen durch die Dialyse entfernt werden. Daher muss ein Hämodialyse-Patient eine Diät einhalten. Aber dies ist nicht sonderlich schwer und wäre für viele Mitbürger auch sehr empfehlenswert, wenn ich mich so umsehe. Medikamente: Durch die Nierenschwäche kann sich Phosphat im Körper ansammeln. Die Folge kann eine Überfunktion der Nebenschilddrüse sein, gefolgt von Knochenschäden und Arteriosklerose. Dialyse-Patienten müssen bei jeder Mahlzeit Tabletten einnehmen, die das Phosphat binden. Falls der Kalziumspiegel im Blut es zulässt, erfolgt auch die Gabe von Vitamin D, da dieses für die Aufnahme von Kalzium in die Knochen wichtig ist. Bei der Hämodialyse kommt es zu einem Verlust von wasserlöslichen Vitaminen (vor allem B-Vitaminen), der medikamentös ausgeglichen werden muss.

2. Was muss ich bei einer Hämodialyse beachten?

Eine Hämodialyse belastet den Körper und schränkt den Patienten bezüglich der Zeitplanung und Ernährung ein. Sie ist aber lebensnotwendig, wenn die Nieren versagen. Oft lässt sich mit der Dialyse die lange Wartezeit auf eine neue Niere (Nierentransplantation) überbrücken. Viele Patienten „hängen" jahrelang an der Dialyse. Die Dauer und Häufigkeit der Dialyse beeinflusst die Lebenserwartung und das Auftreten möglicher Komplikationen. Je mehr Stunden pro Woche und je häufiger die Patienten dialysiert werden, umso länger leben sie und umso geringer fallen auch die Spätschäden aus. Dazu zählen beispielsweise Gefäßverkalkungen, Herzerkrankungen oder Knochen- und Gelenkschäden. Solche Komplikationen lassen sich aber durch eine optimale Hämodialyse-Behandlung deutlich vermindern oder verzögern. Deshalb müssen auch Bluthochdruck, Fettstoffwechselstörung und Blutarmut (renale Anämie), die infolge des chronischen Nierenversagens entstehen können, sorgfältig therapiert werden. Ebenfalls einen Einfluss auf die Lebenserwartung und mögliche Spätschäden haben Faktoren wie das Alter der Patienten zu Beginn der Hämodialyse, ihre Mitarbeit (Compliance) und eventuelle zusätzliche Erkrankungen.

Wann führt man eine Hämodialyse durch? Das ist bei mir der Fall.

Die Hämodialyse wird eingesetzt:

- Bei akutem Nierenversagen oder bei Vergiftungen.
- Als dauerhafte Therapie bei chronischem Nierenversagen (chronische Niereninsuffizienz) im fortgeschrittenen Stadium.

So, genug der medizinischen Aufklärung durch einen Laien. Wie bereits geschrieben, mehr und detailliertere Informationen geben die Nephrologischen Kliniken gerne Auskunft. Das sind Profis.

Ich bin seit ca. 7 Jahren in meiner Heimdialysestation Rendsburg, ja ich kann sagen, dass ich schon zum lebenden Inventar gehöre. Und dort werde ich auch bis zu meinem Lebensende bleiben – Basta. Jeder Dialysepatient kommt automatisch auf die Transplantationsliste und erhält nach Jahren der Wartezeit eine neue, besser ausgedrückt, gebrauchte Niere. Ich habe das kategorisch abgelehnt und mich wieder von der Liste nehmen lassen. Das muss jeder für sich selbst entscheiden.

Ich habe mir sehr lange und ausreichende Gedanken gemacht, dass Für und Wider sehr sorgfältig abgewogen und dann bin zu meiner endgültigen Entscheidung gelangt. Sehr leicht ist mir das nicht gefallen.

Warum? Na, ganz einfach:

1. Ich möchte kein Fremdorgan haben, schon gar nicht von einer toten Person.
2. Jeder Patient sitzt auf gepackten Koffern und muss sich allzeit bereithalten, wenn der Anruf aus der Transplantationsklinik kommt. Und das weiß niemand, wann dies sein wird.
3. Vor der anstehenden Transplantation muss der Patient auf sprichwörtlich „Herz und Nieren“ oder von Kopf bis Fuß ärztlich überprüft werden.

Patienten, denen eine Transplantation bevorsteht, können einiges tun, um sich optimal auf den Eingriff vorzubereiten. Einerseits gibt es allgemeine Empfehlungen mit dem Ziel, so fit und gesund wie möglich (abgesehen von der Grunderkrankung) in die Transplantation zu gehen. Außerdem gehört zu einer sinnvollen Vorbereitung auf die Transplantation auch eine konsequente medizinische Vorsorge in Zusammenarbeit mit Ärzten, möglichst aus einem Transplantationszentrum. Die allgemeinen Empfehlungen umfassen Ratschläge, die Ärzte ihren Patienten im Zusammenhang mit einer gesunden Lebensweise generell ans Herz legen:

- Vermeidung von Nikotin, für Raucher ist das sehr schwer.
- Regelmäßige körperliche Bewegung
- Gesunde und ausgewogene Ernährung – eine Ernährungsberatung wird von den Dialysezentren angeboten und sollte angenommen werden
- Bei Patienten mit Bluthochdruck - Gute Blutdruckeinstellung
- Wenig bzw. kein Alkohol

Zu der medizinischen Vorsorge gehören vor allem regelmäßige vorbereitende Untersuchungen durch das zuständige Transplantationszentrum. Im Rahmen dieser Untersuchungen finden beispielsweise Untersuchungen des Herzens mittels Belastungs-EKG sowie eine Krebsvorsorge statt. Dadurch soll sichergestellt werden, dass nicht kurz vor der Transplantation Erkrankungen gefunden werden, die einer Operation im Wege stehen könnten. Auch die Zähne werden regelmäßig untersucht, denn es ist besser, ohne Entzündungen oder Karies transplantiert zu werden. **Nach einer Transplantation muss das eigene Abwehrsystem**

durch immunsuppressive Medikamente geschwächt werden, damit es nicht zu einer Abstoßung kommt. Es besteht dann besonders in den ersten Wochen bis Monaten die Gefahr, dass sich Keime aus dem Mundbereich weiter ausbreiten. Und genau das ist der Knackpunkt, warum ich eine Transplantation ablehne. Außerdem hatte ich in der Vergangenheit richtig Angst vor dem Gang zum Zahnarzt. Aber als es nicht mehr anders ging und meine Lebensgefährtin eindringlich darauf bestanden hat, musste ich unter Androhung körperlicher Gewaltanwendung doch zum Zahnarzt gehen. Und ist muss gestehen, es war überhaupt nicht schlimm.

Wenn sich ein Patient im Vorfeld des Eingriffs an diese Punkte hält, wird er dafür sorgen müssen, dass er in einem bestmöglichen Gesundheitszustand in die Operation geht. Zudem legt er den Grundstein für eine zügige Rehabilitation nach der Transplantation. Außerdem ist es während der Wartezeit sehr wichtig, dass der Patient für das zuständige Transplantationszentrum immer telefonisch erreichbar ist. Wenn man verreist oder in einem Krankenhaus behandelt werden muss, sollte man sein Transplantationszentrum immer informieren. Eine Reise wäre aber grob fahrlässig, denn sollte der Anruf kommen, dann ist es schwer innerhalb kurzer Zeit im Transplantationszentrum vorstellig zu werden. Wer ein Organ braucht und sich zum ersten Mal damit beschäftigt, wie eine Transplantation abläuft, dem stellen sich meist viele Fragen zu seiner Situation. Auch Menschen, die schon länger auf der Warteliste stehen haben in der Regel ein Bedürfnis nach Informationen zum Thema Organtransplantation. Um sich umfassend zu informieren, können Patienten auf verschiedene Quellen zurückgreifen. Die erste Anlaufstelle sollte immer der **behandelnde Arzt im Dialysezentrum** und das **zuständige Transplantationszentrum sein**. Mediziner und Angestellte eines Transplantationszentrums haben langjährige Erfahrungen mit dem Thema Organtransplantation und sind deshalb gute Ansprechpartner für medizinische Fragen. Zudem ist der behandelnde Arzt mit dem Einzelfall und den Besonderheiten der Situation vertraut. Eine Organtransplantation ist immer auch mit großen individuellen Sorgen und emotionalen Belastungen verbunden. Deshalb ist es für viele Patienten wichtig und hilfreich, sich mit anderen Betroffenen über ihre Situation auszutauschen. Eine gute Möglichkeit dazu bieten Selbsthilfegruppen und Betroffenenverbände. Ich habe mich mit „Leidensgenossen“ und „Leidensgenossinnen“, wenn man meine Dialysekollegen so benennen mag, auch ausgiebig über dieses Thema unterhalten. Ich habe Dialysepatienten getroffen, die so eine Transplantation schon mitgemacht haben, und nach einer unbestimmten Zeit ging der ganze „Sch…“ wieder von vorne los. Denn kein Mensch kann mit Sicherheit zusagen und die Garantie geben, dass die „neue“ Niere vom Körper angenommen und nicht abgestoßen wird. Und was dann? Ein guter Ort, um die drängenden Fragen loszuwerden, sind auch spezielle Foren im Internet, in denen sich Betroffene – ähnlich wie in einer Selbsthilfegruppe – über sämtliche Themen rund um die Organtransplantation informieren und austauschen können. Aber Vorsicht ... Spinner und Deppen gibt es genügend, die sich einen Spaß daraus machen, ein bisschen Panik zu schüren. Es schreiben auch sehr viele Unwissende ihre Kommentare und das kann ein falsches Bild abgeben. In Deutschland benötigen ca. 10.000 Menschen ein neues Organ und die Anzahl steigt stetig. Wer auf der Transplantationswarteliste steht, hat bereits das Stadium des Nierenversagens erreicht und muss dialysiert werden. Im Schnitt vergehen acht Jahre bis zur Transplantation. Pro Jahr bekommen ca. 2500 von ihnen die Chance auf ein Leben ohne Dialyse – 1000 sterben, bevor sie überhaupt ein körperfremdes Spenderorgan erhalten. Aha. Ein Grund, warum ich eine Transplantation ablehne. Eine Therapie gibt es oft nicht, und eine erneute Transplantation wird nötig ... Soweit war ich auch schon einmal. Wir erinnern uns? Eine Freundin zerrte mich ins Krankenhaus … rechtzeitig, denn zwei Tage später und ich wäre gestorben. Ende im Gelände. Bis dahin waren Spenden nur unter Eheleuten und innerhalb der Familie zulässig. Ein Leben im Rhythmus einer Maschine – und mit strikten Spielregeln: Beispielsweise haben Dialysepatienten Einschränkungen der täglichen Trinkmenge. Erlaubt ist nicht mehr als das, was ihre Niere noch selbstständig ausscheidet, plus 500 ml. Bei Nierenkranken kommt es durch die fehlende Urinausscheidung zu krankhaft erhöhten Kaliumwerten im Blut. Muskelzuckungen und gefährliche Herzrhythmusstörungen können die Folge sein. Meine Ablehnung der Nierentransplantation erklärt sich von selbst, so denke ich. Ich habe mit der Dialyse keinerlei Probleme, weder körperlich noch psychisch. Kurz gesagt, es geht mir sehr gut ... Warum also sollte ich das ändern und mich diesem Stress und Risiko aussetzen? Nur um mir die Dialyse zu ersparen? Nein.

Die eigentliche Operation und Transplantation ist keine große Sache, denn man wird in Vollnarkose versetzt, schläft ein wenig und dann … die Niere ist eingebaut. Wenn … die oben beschriebenen Probleme nicht auftreten könnten. Wenn. Es muss aber nicht sein, denn ich kenne Dialysepatienten, die erfreuen sich an ihrem neuen Organ über viele Jahre bei bester Gesundheit. Es ist ein Glücksspiel und für diese Spielchen bin ich nicht zu haben. Ich habe auch keine Angst vor der Operation, nur vor dem Zahnarzt hatte ich Schiss. Hatte. Ich möchte auch keine Schwarzmalerei betreiben, denn es muss jeder Dialysepatient immer mit sich selbst ausmachen. Meine Dialyseärzte haben mich mehrfach befragt und mir eine Transplantation vorgeschlagen. Ich habe mich nach reiflicher Überlegung, dem Studium zahlreicher Lektüre und der Befragung anderer unabhängiger Ärzte dagegen entschieden. So ist es und so bleibt es auch. Meine Dialysestation wird mich niemals loswerden.

Ach ja, meine Dialysestation. Toller Laden mit super Personal. Ich wohne in Norddeutschland in der Nähe von Rendsburg und dort ist auch meine Heimdialyse. Ich muss nicht ins örtliche Krankenhaus zum Dialysieren, sondern es ist eine nette Villa, sehr familiär und hübsch. Sie ist angeschlossen an das Krankenhaus, befindet sich aber in Privatbesitz, sofern ich weiß. Sollten einmal gesundheitliche Probleme oder Notfälle auftreten, so ist das Krankenhaus sprichwörtlich um die Ecke. Ich gehe also brav alle zwei Tage zur Blutwäsche. Und das ist sehr zu empfehlen, denn die Dialysestation hat einen Fürsorgeauftrag. Es könnte doch sein, dass sich der Dialysepatient nicht mehr aus eigener Kraft zur Dialyse begeben oder, wenn nötig, einen Krankenwagen holen kann. Also immer die Dialysestation informieren, wenn sich der Patient verspätet oder ernsthaft erkrankt ist. Natürlich auch, wenn verschlafen wurde. Sonst passiert folgendes:

1. Die Dialyse ruft beim Patienten nach einer kurzen Wartezeit an
2. Geht niemand ans Telefon, dann wird die Kontaktperson informiert, sofern vorhanden
3. Wird auch dort niemand erreicht, dann geht ein Anruf an die für den Wohnort zuständige Polizeidienststelle
4. Die Ordnungsmacht kommt zum Dialysepatienten und sieht nach, was los ist
5. Wenn er/sie angetroffen wird, dann ist erstmal mächtig Ärger und die entsprechenden Kommentare angesagt ...
6. Wenn keiner die Tür öffnet, wird diese aufgebrochen. Es könnte doch sein, dass der Dialysepatient ohnmächtig bewegungslos oder schlimmstenfalls tot in seiner Wohnung liegt

So ist immer sichergestellt, dass ein Auge auf die dialysepflichtigen Patienten geworfen wird. Und das ist doch sehr beruhigend, oder?

Auch ich habe es zu Beginn nicht so ernst genommen mit der regelmäßigen Dialyse. Als ich noch aktiver im Berufsleben war, da musste ich zeitweise ins Ausland reisen. Ich habe mich dann kurzfristig aus der Dialyse abgemeldet, für eine Woche, solange eben diese Reise andauern sollte. Dazu muss ich erwähnen, dass ich zu der Zeit noch auf Toilette gehen konnte, um die Flüssigkeit auszuscheiden. Wie ein gesunder Mensch auch. Nun ist es aber so, dass der ... ich möchte es einmal so ausdrücken … „Hahn trocken ist“. Es ist damit vergleichbar, als wenn ein Wasserhahn in der Sahara in den Sand gesteckt und aufgedreht wird. Was dann rauskommt, so ist es bei mir. Nämlich nur heiße Luft. Alles an Flüssigkeit bleibt im Körper.

Zu Beginn meiner Dialyse hat alles noch besten funktioniert und so konnte ich auf Reisen gehen. Eine Woche nach Amsterdam, eine Woche nach Istanbul und so weiter. Ich hatte keinerlei gesundheitliche Probleme. Nur nach vier bis fünf Tagen ohne Dialyse, da bemerkte ich doch einen metallischen Geschmack im Mund und ein gewisses Schwindelgefühl. Ich dachte mir nichts dabei und schob es beiseite. Sehr gefährlich. Als ich wieder in meiner Dialysestation ankam, wurden sofort zahlreiche Blutuntersuchungen durchgeführt und siehe da, mein Kaliumwert sprengte bald die Skala. Über einen sogenannten BGA (Blutgasanalyse)-Test kann dieser Wert sofort ermittelt werden. Nach meinem Aussetzen der Dialyse hatte ich Kaliumwerte um 9,8 mmol/l oder noch höher ... Ein Normalwert für Erwachsene liegt im Bereich 3,8 bis 5,2 mmol/l. Dieses Handeln war absolut leichtsinnig und dumm von mir, wenn man diesen Kaliumwert betrachtet.

3. Was ist Kalium

Kalium ist ein lebenswichtiger Mineralstoff. Er befindet sich zu 98 Prozent im Inneren der Zelle und nur zu zwei Prozent im Raum außerhalb von Zellen. Durch seine elektrische Ladung sorgt Kalium dafür, dass das sogenannte Ruhepotenzial zwischen Zellinnerem und Zelläußerem erhalten bleibt. Kommt es jedoch zu einem Natriumeinstrom in die Zelle und einem Kaliumausstrom aus der Zelle heraus, entwickelt sich daraus ein Aktionspotenzial. Es dient der Signalweiterleitung zwischen Zellen, etwa zwischen einzelnen Nervenzellen oder zwischen Nervenzellen und Muskelzellen. Kalium aktiviert zudem verschiedene Enzyme beispielsweise für die Proteinsynthese. Außerdem können Kalium und Protonen, ebenfalls positiv geladene Teilchen, aufgrund ihrer gleichen Ladung gegeneinander zwischen Zellinnenraum und -außenraum ausgetauscht werden. Dieser Mechanismus trägt entscheidend zur Regulation des pH-Wertes bei. Für Mediziner ist alles leicht zu verstehen, aber ich bin nur ein Patient und so musste ich über die Formulierung dieses Satzes mehrmals nachdenken, um es alles in meiner Birne zu sortieren und zu verstehen. Kalium ist außerdem an der Regulierung des Blutdrucks beteiligt. Mittlerweile empfiehlt die Weltgesundheitsorganisation (WHO) eine gesteigerte Zufuhr von Kalium bei Bluthochdruck (Hypertonie), da sich damit sowohl der systolische als auch der diastolische Blutdruck senken lässt. Zusätzlich sinkt nachweislich das Schlaganfallrisiko der Patienten. Dies gilt aber NICHT für Dialysepatienten.

Die Aufnahme von Kalium erfolgt über die Nahrung. Es ist quasi in jedem Lebensmittel vorhanden. Einige Lebensmittel, wie zum Beispiel Bananen, alle Kohlsorten, Hülsenfrüchte, Tomaten, Spargel und noch sehr viel mehr, enthalten besonders viel Kalium. Absolut tödlich sind Sternfrüchte! Bei einer Kalium-Überdosis regt das Hormon Aldosteron die Ausscheidung des Mineralstoffes über die Niere an. Wenn aber die Nieren ihre Funktion eingestellt haben, dann reichert sich dieser Mineralstoff in gefährlicher Konzentration im Körper an.

Da bereits geringe Abweichungen von den Normwerten weitreichende Folgen wie Herzrhythmusstörungen haben können, wird Kalium standardmäßig bei fast jeder Blutuntersuchung mitbestimmt. Besonders wichtig ist die Kalium-Messung, wenn jemand Beschwerden hat, die auf einen möglichen Kalium-Mangel oder -Überschuss hindeuten. So können Symptome wie Muskelschwäche, Verstopfung und Herzstolpern einen übermäßigen Kaliumverlust anzeigen. Ist dagegen das Kalium zu hoch, kann es zu Missempfindungen vor allem im Mundbereich, Muskelzuckungen und Lähmungen sowie im schlimmsten Fall zu Herzrhythmusstörungen kommen. Das hatte ich bereits bemerkt. Ich habe es auf Umwelteinflüsse, besonders im heißen Istanbul geschoben, blöde wie ich war.

Auch generell bei akuten und chronischen Erkrankungen sowie bei der Einnahme bestimmter Medikamente gilt es, den Kaliumspiegel zu überwachen. Dazu gehören unter anderem:

- Einnahme von Herzglykosiden bei Herzschwäche
- Einnahme von Entwässerungsmitteln (Diuretika) bei Herzinsuffizienz
- Herzrhythmusstörungen
- Überschuss oder Mangel an Aldosteron (Hyperaldosteronismus oder Hypoaldosteronismus)
- Cushing-Syndrom – übermäßige Konzentration von Cortisol im Blut unter anderem mit erhöhtem Blutzuckerspiegel und bei chronischer Form typischer Körperformänderungen.
- akutes oder chronisches Nierenversagen

So, genug der laienhaften medizinischen Aufklärung von meiner Seite. Ich bin kein Arzt, ich bin nur ein Dialysepatient, aber ich habe während meiner Dialyse sehr viel Zeit, mich ausgiebig mit den für die Dialyse relevanten Gegebenheiten vertraut zu machen. Ich möchte so viele Informationen erhalten, wie ich bekommen kann, um im Rahmen meiner Möglichkeiten alles zu verstehen. Ich vertraue meinen Dialyseärzten, aber ich bin den wirklich guten Ärzten nicht „hörig" und befolge nicht alles, was dort gesagt wird. Manchmal sehr zum Missfallen und Leid meiner behandelnden Ärzte. Sorry. Ich weiß, dass ich kein handzahmer und einfacher Patient bin, aber alle haben sich damit abgefunden oder müssen es. Auch die Dialyseschwestern, die Servicekräfte, die Mädchen für alles und der einzige Dialysepfleger in unserer Station.

Ich möchte nun alle kurz vorstellen, denn es ist einfacher die Namen zu nennen, auch wenn es keine realen Namen aus datenschutzrechtlichen Gründen sind. Aber wir haben Spitz- und Kosenamen vergeben. Dies zeugt von einer sehr familiären und vertrauensvollen Atmosphäre in der Dialysestation.

Die Ärzte: Keine Wertigkeit der Reihenfolge.

Dr. „Nobi“ oder mein ganz persönlicher „Ehrenpräsident“. Nach meinen inoffiziellen Informationen ist er im wohlverdienten Ruhestand. Er ist der Gründer des Nephrologischen Zentrums. Vielseitig aktiv und mit Mitgliedschaften in den verschiedensten nationalen und internationalen medizinischen Fachgesellschaften

Priv.-Doz. Dr. „Einstein“ ist ein großgewachsener schlanker Arzt. Man könnte ihn auch als „Dr. Duke“ bezeichnen. Er ist ein sehr akribisch arbeitender Doc. Ich könnte mir sehr gut vorstellen, dass er einmal verdientermaßen Professor wird. Er ist ein Autonarr.

Das Küken, weil der jüngste Doc in der Station.

Dr. med. „Matze“, Vornamensgleich wie mein Sohn. Ein lockerer und sehr umgänglicher Arzt. Auch sehr engagiert und gut ausgebildet. Spielt Gitarre. Ist ein Fußballanhänger der Eintracht aus Frankfurt. Selbst schuld!

Alle Ärzte aus dem Dialysezentrum haben meiner Kenntnis nach eine sehr gute und lange Ausbildung und Qualifikation erhalten. Die Ärzte sind konsequent, manchmal etwas nervig, aber das ist ihr Job und dient nur dem Wohle der Patienten. Auch mir gegenüber, denn ich bin ein nicht ganz geschmeidiger Patient. Ich drücke es einfach einmal ganz locker aus. Ich als Arzt würde durchdrehen! Nein, so schlimm ist es nicht.

Das Dialysepersonal und die Schwestern:

Normalerweise ist die Dialysestation bestrebt, dem Patienten immer das gleiche Personal zur Seite stellen zu können. Dies ist aber nicht immer möglich. Schichtwechsel, Urlaub, Krankheit oder eine Fortbildung sind immer einmal drin. Aber es ist eigentlich völlig egal, welche Schwester oder welcher Pfleger die Punktion und die Dialysebetreuung durchführt. Das gesamte Personal muss eine qualifizierte Ausbildung durchlaufen haben, bevor diese an die Patienten dürfen. Eine normale Krankenschwestern- oder Pfleger-Ausbildung reicht nicht aus. Normalerweise und wie so oft, Ausnahmen bestätigen die Regel. Diese tragen die Berufsbezeichnung eines Fachkrankenpflegers (m/w/d) für Nephrologie und Dialyse. Das gibt den Patienten die nötige Sicherheit. Denn eine Shunt-Punktion erfordert eine gewisse Sicherheit und Routine.

Mein Dialysepersonal: Die Namen sind keine realen Namen und nur den Insidern bekannt. Meine mir so wichtigen und immer netten Dialyseschwestern mögen mir die Nicknames, welche ich vergeben habe, verzeihen. Aber sie kennen mich und wissen, wer das sagt und woher diese kommen. Ich bringe wieder ein paar Päckchen Gummibärchen mit … als Drachenfutter ...

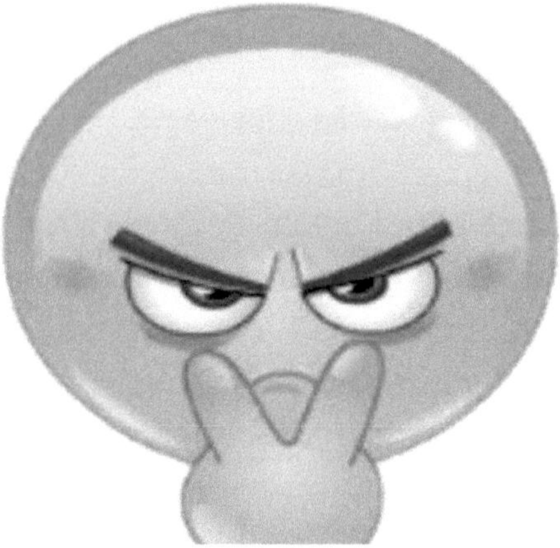

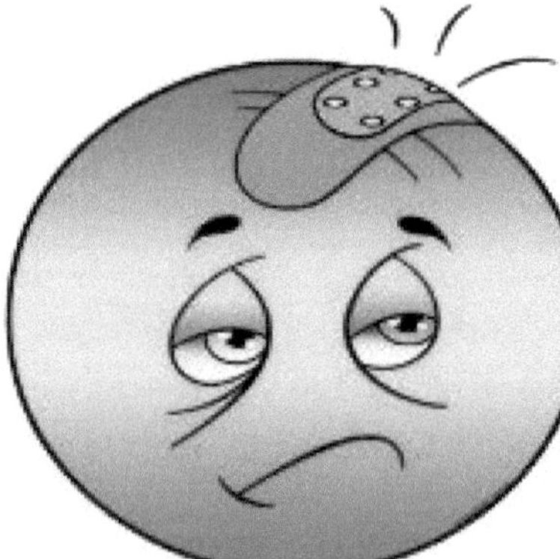

Die Reihenfolge hat ebenfalls keine Wertigkeit, sondern resultiert aus der Häufigkeit der Zuständigkeit für mich … UND des „Nervfaktors". Es ist aber immer eine lustige „Gesellschaft".

Schwester Melli oder „Knödel" – weil sie die langen Haare immer als Dutt auf der Rübe trägt. Nicht auf den Mund gefallen mit ihrer „Berliner Schnauze" immer zu hören.

Schwester „Hey du" oder „Engelchen" – weil ihr richtiger Vorname von mir nicht ausgesprochen werden kann, ähnlich wie bei Harry Potter, der finstere Lord Voldemort. Meine Exfrau trägt nämlich den gleichen Vornamen wie diese Schwester und die Erinnerungen sind nicht die besten. Ein „Engelchen" ist sie aber auch nicht. Also „Hey du".

„Schwester Ala" – sie hat einen kurzen wirklichen Namen, aber sie klebt alles voll und packt den Patienten ein wie eine Mumie. Nur zur Sicherheit, damit die Punktionsnadeln sich nicht in der Position verändern können.

Schwester „Hennes" – sie ist ein großer Fan vom 1. FC Köln. Ich musste die hämischen Blicke und Kommentare ertragen, wenn meine Gurkentruppe wieder einmal gegen Köln verloren hat. Ich nenne sie auch den „General".

Schwester „M" – ähnlich wie bei James Bond und Ex-Leichtathletin. Sehr groß gewachsen und gesprächig.

Schwester „Angi“ – hat auch einen Papagei, einen Graupapagei. So haben wir immer einen Erfahrungsaustausch außerhalb des üblichen Dialysethemas, weil ich selbst zwei Ara besitze

Schwester „Angela“ – ist eine sehr engagierte Handballerin und sehr sportlich.

Schwester „Ka“ – manchmal eine Schlange wie sie im „Dschungelbuch“ vorkommt, aber sehr nett und man hört sie, wenn sie Dienst hat.

Dies ist eigentlich das in meiner Dialysestation zuständige und anwesende Dialysepersonal. Natürlich sausen dort noch die Servicekräfte, wie Kirsten und Heidi z.B. und all die „guten Seelen“ der Station, herum. Es sind die Kräfte, die alle Patienten mit Frühstück versorgen, die Betten immer frisch beziehen, die Bestellungen durchführen und sich um alles kümmern. Auch ein netter Plausch ist immer drin. Natürlich haben wir noch weiteres Dialysepersonal, aber diese Fachkräfte sind nicht ständig in unserer Station, denn die Dialyse deckt noch weitere Stationen um Umkreis von Rendsburg mit qualifiziertem Personal ab.

Alles in allem fühlt man sich gut aufgehoben und sehr wohl, denn es ist ein Teil des Lebens. Und wie bereits geschrieben, die Dialyseabhängigkeit ist das, was der Patient daraus macht. Ich sehe es einfach so. Ich stehe morgens auf, gehe ins Bad, vorher Kaffee aufsetzen und nach der Dusche gemütlich ein Tässchen Kaffee reinschütten. Mein Doc sollte die folgenden Zeilen nicht lesen …. Zum Kaffee und vor der Dialyse rauche ich gerne ein oder zwei Zigaretten. Schande über mich. Egal, denn ich habe sonst keine weiteren Laster. Alkohol trinke überhaupt nicht mehr und beim Essen achte darauf, dass ich mich an die Empfehlungen der Ernährungsberatung halte. Siehe den Kaliumbericht. Dann geht's ab zur Dialyse. Und dort geht es wieder an meinen Stammplatz ins schon vorbereitete Bett. Jeder Dialysepatient hat seinen eigenen Fernseher, so kann es keine Zwistigkeiten geben. Also Kopfhörer auf und auf Frühstück warten. Es wird direkt an das Bett gebracht, das bekomme ich nicht einmal zu Hause. Dann schlafen oder dösen, bis der Arzt zur Visite kommt. Was will man mehr? Es ist auch eine gewisse Routine und geregeltes Leben. Andere Leute gehen in die Arbeit und wir, die Dialysepatienten, von dem eigenen Bett zu Hause raus und zum Frühstücken wieder in das andere Bett rein.

Nach vier Stunden ist meine Dialysezeit vorbei. Dies ist aber nicht die Norm, denn sie kann auch sehr schnell auf viereinhalb oder fünf Stunden erhöht werden. Die Blutwerte und das mitgebrachte Körpergewicht entscheiden darüber. Natürlich nach Rücksprache und auf Empfehlung des behandelten Arztes. Ich gehe nur noch für vier Stunden an die Maschine und das auf eigenen Wunsch, immer nach Rücksprache mit den behandelnden Ärzten. Arbeiten muss ich auch noch, ich bin selbstständig, aber „wat mutt, dat mutt". Wir haben W-Lan in unserer Station und ich kann auch mit meinem Laptop neben der Dialysezeit arbeiten, wenn ich nicht einschlafe. Meine Dialyse läuft sehr gut und ich vertrage diese Behandlung körperlich sehr gut. Es gab eine Zeit, in der ich nach der Dialyse sehr geschwächt war. Das war das Resultat des großen Flüssigkeitsentzuges während der Dialyse. Bis zu sechs Liter Flüssigkeit mussten meinem Körper in damals fünf Stunden entzogen werden. Nicht ganz leicht zu verkraften und es war immer meine eigene Schuld, weil ich nicht auf die Trinkmenge geachtet hatte. Aber man lernt immer dazu. Auch Krämpfe kamen zum Ende der Blutwäsche auf und die waren sehr schmerzhaft, besonders an den Waden und Beinen. Sofort wurde der Wasserentzug aus der Dialysemaschine gestoppt und es war sofort wieder alles in Ordnung.

Es gab eine Zeit, in der mein neu gelegter Shunt nicht so funktionierte, wie er eigentlich sollte. Andauernd war die Vene zu. Es hatte sich ein Koagel gebildet. Wenn ich das schon höre, dann stellen sich alle Haare auf. Ein Koagel ist ein Blutklumpen oder Blutgerinnsel, das sich durch die Gerinnung des Blutes im Blutgefäß bildet. Es wird auch Thrombus genannt. Wenn so ein Gerinnsel ein Herzkranzgefäß verschließt, kann es unweigerlich zu einem Herzinfarkt kommen. Ganz schlecht. Im Gehirn können solche Tromben einen Schlaganfall auslösen. Ich hatte im Jahre 2001 eine Hirnblutung, bei dem ein Aneurysma in meiner Birne geplatzt ist. Die Ursache war aber kein Blutgerinnsel, sondern eine angeborene Schwäche der Gefäßwand und eine ballonartige Aussackung der Wand. Also eine Schwachstelle. Ich hatte sehr viel Glück, denn ich hätte auch als sabbernder Klumpen Fleisch im Bett liegend meinem Ende entgegensehen oder gleich dem Sensenmann begegnen können. Da ist die Dialyse nur noch „Peanuts“.

Eine wirklich schreckliche Erfahrung, auf die ich sehr gerne verzichtet hätte. Aber das alles war noch Jahre vor meiner Dialysezeit.

4. Aneurysma und die Hirnblutung

Von heute auf morgen hatte sich auch meine Lebenssituation schlagartig verändert. Aus meinem geregelten und unbeschwerten Leben wurde eine völlig neue Situation. Und diese lässt sich bis heute nicht mehr umkehren. Es war ein völlig normaler Tag, ich hatte schon am Morgen – wie soll man das am besten beschreiben? – ein komisches Gefühl. Dieses Gefühl kennt bestimmt jeder und hat auch ein jeder schon einmal durchlebt. Nur zu erklären ist das nicht. Eine seltsame Unruhe und der große Drang, meine Mutter besuchen zu müssen, trieben mich schon sehr früh aus dem Haus. Der Besuch bei meiner Mutter kam für sie überraschend und war nur für kurze Dauer, soweit ich mich erinnern kann. Meine Mutter hat es mir angesehen, dass etwas nicht in Ordnung war, und so erzählte sie mir viel später, dass sie davon ausgegangen sei, dass es in der meiner kleinen Familie, in meinem Job oder mit den Kindern große Probleme gegeben hat. Was diese Bereiche oder die Kinder anbetraf, war alles in bester Ordnung. Ich konnte es ihr nicht beschreiben, was mit mir nicht stimmte, denn ich wusste es selbst nicht. Es war alles wie immer sehr herzlich. Heute bin ich froh, dass meine Mutter die folgenden Stunden nicht miterleben musste. Ich denke, sie wäre völlig überfordert und panisch gewesen. Und ich wahrscheinlich tot. Nur durch das besonnene Handeln der anwesenden Personen, besonders das meiner Frau, haben mich gerettet. Ich kann mich nur noch daran erinnern, dass mein Kopf schmerzte und mir sehr unwohl war. Ich hatte auch einen üblen Geschmack im Mund, als ob ich auf einer Eisenstange gelutscht hatte, und diesen metallischen Geschmack werde ich nicht vergessen.

Ich wollte, nein, ich musste wieder nach Hause. Ich bin mit dem Bus gefahren, denn das Auto hatte meine Frau und ich wollte bedingt durch mein Unwohlsein nicht Auto fahren.

Schon auf der Heimfahrt mit dem Bus kam es mir vor, als würde ich im Kino sitzen und mich selbst in einem Film sehen. Die Stimmen um mich herum kamen aus weiter Ferne und auch der Blick aus dem Fenster war starr und emotionslos. Dies sind meine Erinnerungen an die Momente kurz vor meiner Ankunft zu Hause. Meine Frau war auf der Arbeit und noch nicht zu Hause. Die folgenden Momente, ich weiß nicht mehr, wie lange sie angedauert hatten, waren kein Film, wie im Bus beschrieben, sondern bittere Realität. Solche Gefühle sollten immer ernst genommen werden. Das letzte, an das ich mich noch erinnern kann, als ich zu Hause ankam, war, dass ich duschen wollte, warum kann ich nicht sagen. Ich MUSSTE duschen. Also stieg ich voll angekleidet in unsere grottenhässliche, rot geflieste Dusche, damals topmodern. Die Seitenwände der Dusche bewegten sich auf mich zu, so hatte ich den Eindruck. Eine völlig surreale und hilflose Situation. Das warme Wasser gab mir ein sicheres und wohliges Gefühl, soweit ich alles noch in Erinnerung habe. Dann …

Blackout.

Wie lange diese merkwürdige Zeitspanne angedauert hat, kann ich nicht sagen, denn es kann nicht lange gewesen sein, sonst könnte ich diese Zeilen nicht mehr schreiben. Ich bin meiner Frau heute noch zu Dank verpflichtet. Ihr Partner lag am Boden und sie war sich des Risikos und der Situation bewusst. Sie hat nach dem Eintreffen des Notarztes und der Sanitäter nach der ersten Diagnose darauf bestanden, mich in eine qualifizierte Klinik bringen zu lassen. Danke. Wie mir später alles erzählt wurde, konnte ich nicht mit einem Rettungshubschrauber in eine Spezialklinik geflogen werden. Die Luftdruckunterschiede hätten meine Situation noch verschlimmert. Also ein Transport mit dem Rettungswagen, der Polizei voraus, und mit Vollgas ins ca. 100 km entfernte Uniklinikum.

Ich war nicht mehr in der Lage, alles zu erfassen, und so ließ ich die Dinge geschehen, und ich denke, dass mir alles egal war. Irgendwo, in weiter Ferne und die Stimmen waren mir völlig unbekannt, hörte ich den Satz: „Wir müssen seinen Kopf öffnen." Wow. Was für ein Gefühl, denn mir war sehr bewusst, dass dies mir galt. Und diesen Satz werde ich nie vergessen. Panik und eine sehr große Hilflosigkeit zerrissen mich. Viele Fragen und dann ein ungeheurer Durst ... ja, richtiger Durst, sodass mir schon die Zunge am Gaumen klebte, so dachte ich. Diese für mich neue und unerträgliche Situation und Hilflosigkeit machte alles noch viel schlimmer. Mein Verstand und Gefühl waren vorhanden, also versuchte ich mich mit den umherstehenden Personen zu verständigen. Natürlich waren meine Ohren auf Empfang gestellt, und ich saugte jedes einzelne Wort und die Gesten auf. Mir aber wurde langsam klar:

Ich lag im Koma.

Und nun Panik. Was ist geschehen? Warum meinen Kopf öffnen … ist ja sowieso nicht groß der Rede wert und soll doch immer leer sein, das wurde mir während meiner Schulzeit und in der Pubertät oft bestätigt. Wo bin ich? Und wer sind diese Leute? Was machen die nur mit mir? Dann dieser Durst. Ich denke, dies war das Schlimmste. Ich möchte anmerken, dass Komapatienten die Umgebung wahrnehmen können. Nicht visuell, aber akustisch. So war es bei mir. Gedanken über

Gedanken. Also musste ich diese erst einmal ordnen, und das war eine Menge. Vor allem, und das weiß jeder, die Frage, wo fange ich an? Immer dieser Durst. Mein Versuch, mich verständlich zu machen, scheiterte kläglich. Worte kamen nicht oder unverständlich, also Gesten oder Bewegungen, denn ich hatte den Eindruck, dass die anwesenden Personen keine Rücksicht auf mich nehmen würden … oder mich irgendwie abgeschrieben hatten. Um auf mich aufmerksam zu machen, wollte ich meine Hand oder den ganzen Arm heben. Shit … festgeschnallt. Auch das noch. So, da war sie wieder, die Panik. Ich weiß noch, dass an meinem Körper zahlreiche Kabel und Schläuche befestigt waren … und Piepstöne hörte ich. Schön wie leise Musik.

Da wurde mir klar, ich war im Krankenhaus. Man muss wissen, mir war diese Einrichtung nur von außen bekannt, und ich hätte nur unter Androhung körperlicher Gewalt einen Arzt oder ein Krankenhaus in Anspruch genommen.

Wieder diese Stimmen. Ich kann mich heute noch daran erinnern, dass zwei Herren in weißen Kitteln über mich gebeugt und jeder eine andere Diagnose abgegeben hatten, aber das gemeinsame Ergebnis war: Ich hatte eine linksseitige Gehirnblutung, bedingt durch ein Aneurysma. Das hatte ich nun von meiner Missachtung des zu hohen

Blutdrucks und meiner ständigen Kopfschmerzen. Aber die waren auszuhalten. Dass genau dieser viel zu hoher Blutdruck mir später einmal noch mehr Probleme bereiten würde, wusste ich nicht. Aber dazu später mehr.

Gehirnblutung … viele Gedanken schossen mir durch den Kopf, während sich die Ärzte sehr eilig an die Behandlung machten. Die Öffnung meines Schädels, um die Blutung zu stillen, wurde verworfen.

Die optimale Lösung war, über einen Katheter in der Leiste eine Sonde einzuführen und die Stelle, an der die Blutung war, zu verlöten. Ich weiß noch, dass genau wegen dieser Krankheit zwei meiner damaligen Arbeitskollegen sehr plötzlich und im fast gleichen Alter verstorben sind. Und ich? Lebe ich noch oder ist das helle, warme und sehr angenehme Licht, das ich nun sehe, schon der Eingang ins Tor? Ich hatte keine Schmerzen, keine Angst und es war eine gewisse Art vollster Zufriedenheit. Wie in der Literatur und kirchlichen Schriften beschrieben wird? In weiter Ferne, eben in diesem Licht, ja, da konnte ich eine Silhouette sehr schemenhaft erkennen. Ich weiß, dass nun wieder einige Außenstehende denken, naja, eine Hirnblutung, da muss was kaputt gegangen sein. Aber ich weiß, was ich gesehen habe, und das lasse ich mir auch nicht ausreden. Ich habe auch Menschen getroffen und mich mit Gleichgesinnten unterhalten. Zu meinem Erstaunen konnte ich feststellen, dass genau dieses Phänomen von fremden Menschen geteilt wurde. Es wird als Nahtod bezeichnet … Basta. Genau diese Erfahrung half und hilft mir noch, dass, wenn das Ende naht, ich keine Furcht habe. Ganz wichtig. Ich möchte niemanden dazu ermuntern, ein vorzeitiges Ende herbeizuführen, denn das Leben, egal, welche Hürden und Schmerzen es hat und bringt … es ist ein Geschenk und muss bewahrt werden. Selbst wenn die Situation aufkommt und eine Krankheit den Körper heimsucht, sollte man niemals in eine Depression verfallen oder sich in das berühmte Schneckenhaus zurückzuziehen. Die beste medizinische Versorgung und die Medikamente helfen nicht, wenn man sich selbst aufgibt, oder in Selbstmitleid versinkt. Immer kämpfen, das ist die beste Medizin.

Die Ärzte fingen an, die Sonde in meine Leiste einzuführen, völlig schmerzfrei, und, ich denke, mit örtlicher Betäubung. Ein helles rotes Licht und angenehm warm erschien mir. Das war die Sonde, die irgendwo in meinem Hals, Gesicht, bis in meinem Kopf, den Blutgefäßen folgend, an der Stelle angekommen, mit der Verlötung angefangen hatte, um das Aneurysma zu verschließen und die Blutung zu stillen. Die Zeit drängte, denn jede

Minute zählte und, so wurde mir viel später gesagt, es treten irreparable Schäden auf, wenn Zeit verloren wird. Wie viele Patienten sind danach nur ein Klumpen lebendes Fleisch oder ein Pflegefall, unfähig, sich selbst zu versorgen oder wieder am Leben teilzunehmen? Ich kann diese Zeilen schreiben, weil ich sehr viel Glück hatte und ich mich auch wieder ins Leben zurück gekämpft habe. Und das hat Jahre gedauert.

Die Ärzte haben einen großartigen Job gemacht, für den ich heute noch sehr dankbar bin. Was sind das nur für Koryphäen und mit Geld niemals zu entlohnen. Zu meiner Schande, und nur dieser Situation geschuldet, muss ich eingestehen, dass ich einen dieser Ärzte, es war ein Farbiger, aufs übelste beschimpft habe. Die Wörter möchte ich an dieser Stelle nicht wiederholen, aber eines davon fängt mit Ni… an. Nicht weil ich etwas gegen diese Mitmenschen habe oder hatte, sondern weil mein Delirium mir die Vorstellung vorgab, dass ich mich in einem Getränkemarkt befinden würde und, wie bereits beschrieben, einen unbeschreiblichen Durst hatte. Ein jeder kann sich vorstellen, dass der Durst, und ich meine einen großen unbändigen Durst, jeden Menschen zum Ausrasten bringen würde, vor allem, wenn man der festen Überzeugung ist, dass man sich in einem Getränkemarkt befindet. Umgeben von vielen möglichen, leckeren Getränken und keiner kommt zur Hilfe oder reicht ein Getränk. Ich war doch angeschnallt und konnte mich nicht selbst bedienen. Dieser große farbige Arzt, der mich behandelte, versuchte mich zu beruhigen, aber, so wurde mir viel später erzählt, ohne Erfolg und ich wurde nach zahlreichen Schimpftiraden sowie Spuckattacken mit einem Mittel ins Reich der Träume geschickt wurde. Ein entsprechender Brief zu meiner Entschuldigung an diesen Arzt folgte nach meiner Genesung.

Dann ab es den zweiten Blackout.

Wieder in der Klinik aufgewacht, erblickte ich meine damalige Frau und meine Eltern. Es war sehr befremdlich, dass ich diese Personen nicht erkannte. Ich konnte sie nicht zuordnen und schon gar nicht beim Namen nennen. Also es waren vertraute und doch fremde Menschen. Wieder dieses Panikgefühl. Es war echt, na sagen wir mal, Hilflosigkeit und Leere. Die Gedanken schwirrten umher. Was wird nun? Wie geht es weiter? Existenzängste, Job und Finanzen? Hatte ich Kinder? Ja, ich hatte zwei, eine Tochter und einen Sohn, wurde mir gesagt. Kaum zu glauben, dass in dieser Situation das Gehirn noch in der Lage ist, sich diese Fragen zu stellen. Das zeigt doch eindeutig, dass, wenn irgendwann das Herz aufhört zu schlagen, das Hirn noch weiterarbeitet.

Die Töne der Maschinen in meinem Krankenzimmer waren erstaunlicherweise sehr beruhigend und wie eine Art Musik. Ich denke, ich war wieder eingeschlafen. Meine Angehörigen fuhren nach Hause und für den Fall, dass sich meine Lage ändern sollte … so oder so, dann wären sie sofort wieder da. Dies alles war im Januar. Klar Im Kopf und fähig die Realität zu erfassen, war ich dann im April. Zahlreiche Untersuchungen und die weitere Suche nach möglichen Aneurysmen waren erfolglos … Gott sei Dank.

Meine Genesung kam nur sehr langsam voran, denn ich wurde auf eigenen Wunsch aus der Klinik entlassen, NACHDEM mich ein Psychiater, Ärzte und Neurologen ausgiebig nochmals untersucht hatten und jegliche Verantwortung der Klinik ausgeschlossen wurde. Nach ausführlichen Gesprächen mit verschiedenen Ärzten wurde ich in die Obhut meiner Familie nach Hause, aus der Klinik, entlassen. Eine anschließende Reha hatte ich abgelehnt, denn die beste Genesung ist zu Hause in vertrauter Umgebung bei der Familie … ganz einfach, so dachte ich. Sofern man die Familienmitglieder erkennen kann. Ich wusste, dass mir all die Personen bekannt sind … nur wie sollte ich sie ansprechen? Ganz in Ruhe wurde mir alles erzählt und ich konnte mich wieder in meine Familie einfügen … ganz langsam. Ich kann nur jedem raten und zusprechen, egal, wie schwer und vielleicht hoffnungslos alles scheint, niemals aufzugeben. Aber die Menschen sind verschieden. Es gibt Zeitgenossen, die bei der kleinsten Krankheit, wie Grippe oder Unwohlsein, in eine Panik oder in Selbstmitleid verfallen und um das Mitleid ihrer Familie oder Mitbürger betteln. Diesen Leuten kann nur noch ein Psychiater helfen und kein Arzt. Jammern und Klagen ist ein typischer Charakterzug und ein Armutszeugnis dieser Wohlstandsgesellschaft.

Nach meiner Entlassung aus der Klinik war ich wie in Kleinkind. Ängstlich und unbeholfen. Meine Tochter und mein Sohn haben mir das Schreiben wieder beigebracht, denn meine Motorik war einem Kleinkind ebenbürtig. Meine rechte Hand wollte nicht so reagieren wie mein Wille. Auch das Laufen war sehr unsicher und torkelnd. Also jeden Tag war ein kleiner, unter Aufsicht geführter Spaziergang angesagt. Mein Problem war, dass ich vertraute Personen, wie Freunde und Bekannte, namentlich nicht zuordnen konnte … und woher ich diese kannte. Ja, es war eine regelrechte Angst vor Leuten. Einmal von der Platzangst in engen Räumen abgesehen. Nur beim Spazierengehen fühlte ich mich sicher und frei und niemand war weit und breit zu sehen. Nur mein kleiner Hund war dabei. Ein treuer Freund. Und genau dieser kleine Hund hat gespürt, wie es um mich steht. Ich kann mich noch daran erinnern, dass ich Geräusche wie ein Flugzeug bei absoluter Stille als sehr angenehm empfunden habe. Und … Gerüche, ein bestimmter Geruch wie frisch gemähtes Gras, da wurde es mir richtig warm ums Herz. Viele Menschen kennen diese Situationen oder haben eine ähnliche Erfahrung gemacht. Die Königsdisziplin ist ein Déjà-vu. Und man sollte es nicht verdrängen oder ignorieren.

Es ist schwer, alles so aufzuschreiben, wie es zu diesem Zeitpunkt war und auch abgelaufen ist … endlos lange und immer noch verschwommen. Egal, es ist überstanden.

5. Der Shunt

Weiter zur Gegenwart. Dass der Shunt sich zugesetzt hatte, dass wird erst bei der Dialyse erkannt, wenn bei der Punktion der Blutfluss nicht vorhanden ist, oder nur schlecht läuft. Dann erfolgt eine Ultraschalluntersuchung vor Ort und die Diagnose wird meist bestätigt, Shunt zu. Diese Situation ist ein Notfall und es erfolgt die unmittelbare Einweisung in die Klinik. Es gibt zwei Möglichkeiten:

1. Der Shunt wird durch die Einführung eines Ballons oder eines Stents in die Vene geöffnet, oder
2. Der Katheter wie bereits beschrieben kommt wieder zum Einsatz.

Ich hatte bisher drei Eingriffe und drei Katheter. Man gönnt sich ja sonst nichts. Wann genau der Shunt wieder einmal seinen Geist aufgibt, das weiß niemand. Sicher ist nur, dass es irgendwann wieder so weit sein wird. Die zahlreichen Einstiche fordern ihren Tribut. Aber der Körper ist groß genug und es ist viel Platz für neue Shunts.

Durch die permanente Niereninsuffizienz wird wie bereits erwähnt, das Blut nicht mehr durch die Nieren gereinigt. Es bleiben alle Giftstoffe und Stoffwechselabfallprodukte im Körper und reichern sich an. Meine Blutwerte sind im Großen und Ganzen gut, bis auf das leidige Thema … zu hoher Phosphatwert. Kurz erklärt: Viele Lebensmittelzusatzstoffe enthalten Phosphate. Nach einer Studie können die Dialysepatienten lernen, diese Lebensmittelzusatzstoffe zu vermeiden und dadurch ihren Phosphatspiegel zu senken. Bei Patienten mit chronischer Niereninsuffizienz ist die renale Eliminierung von Phosphat vermindert. Die Folge ist häufig eine Hyperphosphatämie, die der Arteriosklerose und Knochenerkrankungen Vorschub leistet. Dialysepatienten mit einer Phosphatkonzentration von über 5,5mg/dl haben nach Informationen von diversen und Ergebnissen verschiedener Studien ein um 20 bis 40 Prozent erhöhtes Sterberisiko. Dialysepatienten wird deshalb geraten, Nahrungsmittel mit einem hohen Phosphatgehalt zu meiden. Dazu gehören bestimmte Fleischarten, Milch, Vollkornprodukte und Nüsse. Die Ernährung ist so wichtig und es ist ratsam eine durch die jeweilige Dialysestation angebotene Ernährungsberatung konsequent und regelmäßig teilzunehmen.

Dennoch haben viele Patienten viel zu hohe Phosphatspiegel. Ein Grund ist die zunehmende Verwendung von phosphathaltigen Lebensmittelzusatzstoffen. Natriumphosphat und eine lange Liste weiterer Stoffe werden Fast Food und Fertigprodukten zugesetzt, um den Geschmack zu verstärken oder die wichtige Haltbarkeit zu erhöhen.

Nicht immer wird aus den Angaben auf den Verpackungen deutlich, dass die Lebensmittelzusatzstoffe Phosphat enthalten. Und wer liest das denn schon? Eine halbstündige Schulung sowie die Ausgabe von Informationsmaterialien haben in einer laufenden Studie jedoch Wirkung gezeigt. Hatten die 145 Teilnehmer vor der Schulung noch einen Phosphatwert von durchschnittlich 7,1 mg/dl im Blut, so waren es am Ende 1,0 mg/dl weniger, berichtet eine Studie. In einer Vergleichsgruppe ohne spezielle Schulung wurde der Phosphatspiegel nur um 0,4 mg/dl gesenkt. Die Differenz von 0,6 mg/dl erscheint gering zu sein, sie bedeutet aber, dass die Dialysepatienten ihr Sterberisiko um 5 bis 15 Prozent senken. Auch nicht zu verachten. Phosphor ist neben Kalzium das häufigste Mineral in unserem Körper, es spielt eine wichtige Rolle im Energiestoffwechsel und dient als Baustein für Knochen und die Zähne. Es wird zudem auch für den Aufbau der Zellwände und zur Stabilisierung des pH-Wertes im Blut benötigt. Ein Pluspunkt. Aber: Sowohl ein Phosphatmangel als auch ein Phosphatüberschuss bleiben meist lange Zeit ohne Symptome. Ein dauerhaft zu hoher Phosphatspiegel führt jedoch zu Ablagerungen an den Blutgefäßwänden. Es kann zu einer schweren Arteriosklerose (Verhärtung der Arterien) kommen, was zu Schlaganfällen, Herzinfarkten und einer schlechten Durchblutung führen kann. Das ist sehr häufig bei Dialysepatienten der Fall, wenn nicht auf den Wert geachtet wird. Bei jeder Blutuntersuchung ist der Blick auf diesen Wert obligatorisch. Welche Phosphatwerte sind normal? Phosphat wird entweder in Millimol pro Liter (mmol/l) oder in Milligramm pro Deziliter (mg/dl) gemessen. Folgende Laborwerte sind normal:

Die Untergrenze für den Phosphatwert sollte den Wert von 0,84 mmol/L nicht unterschreiten. Die Obergrenze sollte keinesfalls über 1,45 mmol/L liegen.

Ein auf die Dauer zu hoher Phosphatspiegel im Blut wird die Venen, Arterien und den gesamten Herzkreislauf dauerhaft schädigen.

Ist der Phosphatspiegel im Blut zu hoch, können Störungen der Nierenfunktion vorliegen. Die Nieren der Betroffenen scheiden nicht genug Phosphat aus. Seltener ist eine der folgenden Ursachen für die Hyperphosphatämie verantwortlich:

- **Unterfunktion der Nebenschilddrüsen? Ich hatte aber eine Überfunktion.**
- Knochentumore und -metastasen

- Akromegalie (Tumor in der Hirnanhangdrüse, durch den zu viele Wachstumshormone gebildet werden)
- Laktatazidose
- Hämolyse (Phosphatfreisetzung aus Erythrozyten)
- Vitamin-D-Überdosierung

Nun die andere Seite und die verwirrt mich ein wenig. Ist die Menge von Phosphat im Körper **zu niedrig**, kann einer der folgenden Gründe dahinterstecken:

- **Überfunktion der Nebenschilddrüsen, das war aber bei mir der Fall und meine Werte waren und sind viel zu hoch. Komisch.**
- Hypophosphatasie (eine seltene erbliche Erkrankung des Knochenstoffwechsels)
- Vitamin-D-Mangel
- Resorptionsstörungen im Darm (Malabsorptionssyndrom)
- tubuläre Niereninsuffizienz
- Einnahme von Magensäure reduzierenden Medikamenten

Ich bekomme oder sollte einige Medikamente zur Senkung meines Phosphatwertes einnehmen. Die Wirkung, besonders die Nebenwirkungen, hindern mich daran, diese regelmäßig einzunehmen. Phosphatbinder üben ihre Effekte lokal im Magen oder im Darm aus. Sie binden Phosphat-Ionen und führen sie der Ausscheidung über das „AA“, oder, vornehmer ausgedrückt, den Stuhl zu. Es handelt sich mehrheitlich um Salze di- oder trivalenter Metallionen, welche mit dem Phosphat ein neues Salz bilden, das schlecht wasserlöslich ist. Die je nach Wirkstoff entstandenen Aluminium-, Calcium-, Lanthan- oder Magnesiumphosphate können nicht absorbiert werden und werden so eliminiert. Bei Phosphatbindern diverser Hersteller handelt es sich um ein Polymer mit Aminogruppen, welche die Phosphat-Ionen bindet. Die unerwünschten Wirkungen sind substanzabhängig. Aluminiumhaltige Phosphatbinder sind umstritten und werden in der Literatur nicht mehr empfohlen, weil sie aufgrund einer Aluminiumintoxikation zu Aluminiumeinlagerungen in dem Knochenaufbau, der Demenz und Anämien führen können. Die Demenz brauche ich wirklich nicht auch noch, denn mein „Engelchen“, eine meiner Dialyseschwestern, weiß sehr wohl, wovon ich rede und was gemeint ist. Dies ist einer der Hauptgründe, warum ich das Zeug nicht mehr nehme. Meine Ärzte schlagen nun die Hände über ihren Köpfen zusammen, aber sie kennen mich und ich glaube, sie haben inzwischen aufgegeben. Aber ich verbringe mehr Zeit nach der Einnahme dieser Phosphatbinder auf der Toilette als auf meinem Sofa. Zum Einkaufen oder aus dem Haus traue ich mich überhaupt nicht mehr, es sei denn, ich trage Windeln. Nö ... Keine Chance. Bei der Einnahme der Calciumsalze kann aufgrund der erhöhten Calciumzufuhr eine Hyperkaliämie entstehen. Das Risiko ist bei gleichzeitiger Gabe von dem so wichtigen Vitamin D erhöht. Entsprechende Vorsichtsmaßnahmen müssen beachtet werden. Magnesiumsalze **können und werden** eine Hypermagnesiämie und Durchfall (Diarrhö) verursachen und haben eine geringere Bindungskapazität. Sie sind in einigen europäischen Ländern nicht mehr im Handel. Weniger schwere Nebenwirkungen sind im Prinzip bei wenigen zu erwarten, da sie aluminium- und calciumfrei sind. Diese verursachen jedoch häufig gastrointestinale Beschwerden und können sich möglicherweise während einer längerfristigen Therapie akkumulieren … also ansammeln.

Genug der Theorie, erstmal. Der Shunt funktioniert und läuft schon länger problemlos. Das war leider nicht immer so. Bei meiner letzten Shunt-Revision bin ich mitten in der Operation aus der Narkose aufgewacht. Ich dachte so bei mir, dass die OP schon vorbei ist, ich im Aufwachraum sei und so fragte ich mit meinen verschlafenen Augen, wann ich den auf die Station gebracht werde, denn wach war ich. Ach, was für ein großes Erstaunen folgte sogleich auf meine Frage. Warum ich denn schon wach sei? Na, weil ich nicht mehr im Tiefschlaf bin und nun noch etwas benommen, aber ansonsten hellwach bin. Dem behandelnden Arzt wäre fast sein OP-Besteck aus der Hand gefallen und die OP-Schwestern waren auch etwas perplex. Sie wollten mich sogleich in Narkose versetzen, aber da die OP schon fast vorüber war und nur noch die Naht und Kleinigkeiten fertiggestellt werden mussten, so gab ich zu verstehen, dass alles gut sei und ich eine weitere Narkose nicht wünsche. Ich hielt das so lange aus. Denn Schmerzen hatte ich nicht oder war so mit Adrenalin vollgepumpt, dass ich diese nicht bemerkte. Also zählte ich aus Langeweile die hässlichen grünen Fliesen an der Wand im OP-Saal. Es waren genau 265 Fliesen auf der rechten Seite. Weiter konnte ich nicht schauen, denn ich war festgeschnallt und ein Tuch lag über meinem Gesicht. Ich hatte nach diesem Erlebnis einen bleibenden Eindruck beim OP-Personal hinterlassen. Ich dachte, dass bei der nächsten anstehenden OP meine Narkose etwas stärker und länger sein würde.

Ich habe zahlreiche Phosphatbinder von meinen Doktoren verschrieben bekommen. Diese Präparate waren in Tablettenform und als Pulver zum

Auflösen in Wasser. Leider habe alles nicht vertragen und nur Probleme gehabt. Bei mir war die Ursache, einmal abgesehen von meiner chronischen Niereninsuffizienz, eine Überfunktion der Nebenschilddrüsen. Diese Drüsen produzierten sehr viel überschüssiges Parathormon (PTH) auch Nebenschildrüsenhormon genannt. Es besteht aus 84 Aminosäuren, welches in den Hauptzellen der Nebenschilddüsen gebildet wird.

Vitamin-D-Analogon: Paricalcitol senkt den PTH-Spiegel bei Dialysepatienten.

Paricalcitol kann als synthetisches Vitamin-D-Analogon wie Vitamin D die Konzentration des Parathormons (PTH) im Organismus senken. Es ist zur Prävention und Therapie des sekundären Hyperparathyreoidismus indiziert, der sich bei dialysepflichtigen Patienten mit chronischem Nierenversagen häufig entwickelt. Genau dieses Medikament erhalte ich in regelmäßigen Abständen während der Dialyse und vertrage es gut. Bei Patienten mit chronischen Nierenerkrankungen kommt es durch Störungen des Mineralhaushaltes häufig zu einer Überfunktion der Nebenschilddrüse, dem so genannten sekundären Hyperparathyreoidismus. Zu viel Phosphat, zu wenig Calcium. Diese Erkrankung tritt in der Regel auf, wenn die Nierenfunktion auf weniger als die Hälfte des Normbereiches gesunken ist. Dann scheiden die

Nieren zu wenig Phosphat aus und seine Serumkonzentration erhöht sich.

Jetzt bildet sich Phosphat mit den Calcium Salzen, die im ganzen Körper abgelagert werden – in Gefäßen, Gelenken und Geweben, auch in den Nieren. Dieser Prozess beschleunigt die Verhärtung des Nierengewebes oder der Nierengefäße, was wiederum das Fortschreiten des Nierenversagens zur Folge hat. Das ist der Teufelskreis und muss durchbrochen werden. Parathormon dient dabei als Regulator. Als Antwort auf den erhöhten Phosphat- und den erniedrigten Calciumspiegel werden die Nebenschilddrüsen aktiv und schütten vermehrt Parathormon aus. Parathormon, ein Polypeptid aus 84 Aminosäuren, senkt aber nicht nur den Phosphatspiegel, sondern erhöht gleichzeitig den Calciumspiegel im Serum. Das dazu notwendige Calcium mobilisiert Parathormon aus den Knochen, was für den Patienten fatale Folgen hat: Die Knochen werden geschwächt und brechen leichter. Die Betroffenen leiden unter Knochenschmerzen und -abbau sowie zunehmenden Verkalkungen von Gewebe und dem Herz-Kreislauf-System. Deshalb wurden meine Nebenschilddrüsen operativ entfernt. Die wichtigste therapeutische Maßnahme ist die Begrenzung der Phosphatzufuhr. Es sind die verschiedensten Medikamente auf dem Markt. Außerdem sollte die

Zufuhr von Calciumionen erhöht werden. Als Standardtherapie werden Phosphatbinder und/oder Vitamin-D-Verbindungen eingesetzt. Die behandelnden Dialyseärzte finden das richtige Präparat für den einzelnen Patienten. Es gibt zahlreiche davon, aber nicht alle habe ich vertragen. Die einzige Lösung des Problems war die Entfernung der Nebenschilddrüsen. Mein Präparat ist aber nach wie vor das Paricalcitol, es soll die PTH-Konzentration senken. Macht es aber nicht, obwohl ich keine Nebenschilddrüsen mehr habe. Das neue Paricalcitol als synthetisches Vitamin-D-Analogon senkt wie das Vitamin D die Konzentration des Parathormons (PTH) im Organismus. In einer Studie konnte gezeigt werden, dass Dialysepatienten, die dieses neue Paricalcitol erhalten hatten, eine um 16 Prozent bessere Überlebensrate hatten als Patienten, die mit einem anderen und ähnlichen Präparat behandelt worden waren. Na, da bin ich aber sehr beruhigt. Also abwarten, ich oder meine Angehörigen werden es erleben. Während der Anfangsphase der Therapie mit Paricalcitol müssen daher insbesondere die Serumspiegel von Calcium und Phosphat intensiv kontrolliert werden. Nach erfolgreicher Dosisanpassung von Paricalcitol müssen die Serumspiegel von Calcium und Phosphat mindestens einmal monatlich bestimmt werden. Die Serum- bzw. Plasmaspiegel von PTH sollten alle drei Monate kontrolliert werden. Tritt eine klinisch signifikante Hyperkaliämie auf, muss die Dosis reduziert oder die Therapie unterbrochen werden. Falls die Parathormon-Spiegel durch die Therapie mit dem Medikament übermäßig unterdrückt werden, können schwache Knochenläsionen, also gutartige tumorähnliche Knochenzysten entstehen. Die Injektion des Präparates erfolgt immer während der Hämodialyse. Die übliche Art der Anwendung der Injektionslösung ist die Injektion in einen zentralen Zugang während der Hämodialyse. Paricalcitol wird intravenös als Bolus-Injektion nicht öfter als jeden zweiten Tag zu einem beliebigen Zeitpunkt während der Dialyse angewendet. Die Initialdosis sollte anhand des PTH-Spiegels vor Therapiebeginn berechnet werden: Die maximale Dosis, die bei klinischen Studien sicher angewendet wurde, betrug 40 µg. Wenn ein erhöhter korrigierter Calciumspiegel (> 11,2 mg/dl) oder ein dauerhaft erhöhter Phosphatspiegel (> 6,5 mg/dl) festgestellt werden, muss die Dosierung von Paricalcitol angepasst werden, bis sich diese Parameter wieder normalisiert haben. Wenn eine Hyperkaliämie oder ein dauerhaft erhöhtes korrigiertes Calcium-Phosphat-Produkt (> 65) ermittelt wird, sollte die Dosierung von Paricalcitol reduziert oder die Behandlung abgebrochen werden, bis die Parameter sich wieder normalisiert haben. Dann erst sollte die Paricalcitol-Therapie in einer niedrigeren Dosierung wieder aufgenommen werden. Nach Dosisfindung sollten die Serum-Calcium- und Serum-Phosphat-Werte mindestens einmal monatlich kontrolliert werden. Dies ist ein langer und sehr nerviger Prozess, weil man irgendwann als Patient den ganzen Mist nicht mehr hören kann, vor allem, wenn man so wie ich keine Nebenschilddrüse als Verursacher mehr haben kann. Dazu später mehr. Die Gegenanzeigen und Nebenwirkungen der Präparates Paricalcitol: Es darf nicht bei Patienten mit bekannter Vitamin-D-Intoxikation, Hyperkaliämie oder Überempfindlichkeit gegen den Wirkstoff oder einen der sonstigen Bestandteile angewendet werden. Die Sicherheit der Injektionslösung ist bei 600 Patienten in mehreren klinischen Studien untersucht worden. Also alles gut. Die häufigsten Nebenwirkungen (>1% bis <10%) bei einer Therapie mit Paricalcitol waren: Hyperkaliämie (4,7% der Patienten), Hyperphosphatämie (1,7%), Funktionsstörung der Nebenschilddrüse (1,2%), sofern noch eine vorhanden ist. Der nervige und permanente Juckreiz (1,1%), dieses war zu Beginn der Therapie bei mir der Fall. Ich dachte ich werde irre. Es gab Geschmacksveränderungen (1,1%), auch das musste ich leider feststellen. Denn alles was ich immer sehr gerne zu mir genommen habe, das kann ich nicht mehr essen und trinken. Vor einigen Lebensmitteln habe ich nun eine regelrechte Abscheu. Auch ein Bier kann ich zum Essen nicht mehr genießen. Das ist auch nicht weiter schlimm, aber nur Wasser wie ein Kamel zu trinken … voll langweilig.

Zurück zu meinem hohen PTH, Phosphatwert. Als während der routinemäßigen Blutuntersuchung eben der hohe PTH-Wert festgestellt worden ist und alle Phosphatsenker nicht den gewünschten Erfolg hatten, da wurde beschlossen, die Nebenschilddrüsen müssen raus. Also ab in die Röhre zum MIBI-Scan. In der Regel sind die vier Nebenschilddrüsen hinter der Schilddrüse gelegen. Nicht selten findet man jedoch auch Abweichungen von dieser Lage (ektope Lage). Aufgabe der Nebenschilddrüsen ist es, Parathormon (PTH) zu produzieren. Parathormon spielt eine entscheidende Rolle im Calcium- und Phosphatstoffwechsel. Eine Überfunktion der Nebenschilddrüsen (Hyperparathyreoidismus), beispielsweise im Rahmen von Nebenschilddrüsenadenomen (gutartige Tumore der Nebenschilddrüsen), führt zu einem Anstieg des Serumcalciumwertes und einem Abfall des Serumphosphatwertes und kann zu Symptomen wie Osteoporose, Herzrhythmusstörungen oder Niereninsuffizienz führen. Diese ist bei mir schon vorhanden, aber nicht durch die Nebenschilddrüse. Mithilfe der Nebenschilddrüsenszintigraphie können Nebenschilddrüsenadenome bildlich dargestellt und so ggf. eine operative Therapie eingeleitet werden. Nach meiner Untersuchung wurde mit Rücksprache mit den Fachärzten beschlossen, es sollten zwei der vier Nebenschilddrüsen operativ entfernt werden. Keine große Sache. Nach ein paar Tagen fand ich mich auf dem OP-Tisch wieder. Dieses Mal hat die Narkose gewirkt, denn bei dieser OP wäre ein vorzeitiges Erwachen aus der Narkose sehr ungünstig gewesen. Die Station, auf der ich gewesen bin, war in der Neugeborenenstation untergebracht. Es herrschte eine sehr angenehme Atmosphäre, aber ich fühlte mich doch etwas fehl am Platz unter den zahlreichen stillenden Müttern beim Frühstück im Frühstückssaal. Nach drei Tagen durfte ich wieder nach Hause. Mit zwei Nebenschilddrüsen weniger und einer kleinen Narbe an der Kehle kam ich wieder in meine Dialysestation. Sogleich wurde Blut abgenommen und der PTH–Spiegel wurde überprüft. Es war wieder wesentlich erhöht. Die Phosphatbinder hatte ich nicht vertragen und so musste ich noch einmal zum MIBI-Scan. Großes Erstaunen, als das Ergebnis vorlag. Keine Nebenschilddrüsen mehr vorhanden. Alle weg. Mein Dialysedoc war etwas perplex und fragte mich doch allen Ernstes, wo denn die Nebenschilddrüsen geblieben seien. Meine Antwort kam spontan: „Ja, was weiß ich denn, ich habe die Dinger nicht runtergeschluckt.“ Und nun? Woher kommt dieser hohe Phosphatwert? Wir erinnern uns? Ein auf die Dauer viel zu hoher Wert ist sehr gefährlich für den Körper. Gut, ich gehe regelmäßig zur Dialyse, bekomme auch Paricalcitol gespritzt, aber das kann nicht die Lösung sein. Und wieder zum Scan und wieder Ultraschall. Was ist denn die Ursache für den hohen PTH-Wert? Es wurde ein Adenom festgestellt. Am häufigsten entstehen Schilddrüsenknoten in Deutschland durch Jodmangel, da vor allem der Süden Deutschlands zu den Jodmangelgebieten zählt. Wenn sie zu wenig Jod bekommt, schüttet die Schilddrüse Wachstumsfaktoren aus und die Schilddrüsenzellen vermehren sich. Außerdem gibt die Hirnanhangdrüse (Hypophyse) bei Jodmangel ein Hormon in den Blutkreislauf, das die Produktion der Schilddrüsenhormone ankurbelt. Durch den erhöhten TSH-Spiegel vergrößern sich die Schilddrüsenzellen und es entsteht ein gutartiger Schilddrüsentumor, auch als Adenom bezeichnet. In den letzten Jahren verbesserte sich zwar die Jodversorgung der Menschen in Deutschland, doch treten immer noch häufig Schilddrüsenknoten auf, die durch Jodmangel entstehen. Wenn das Schilddrüsengewebe wächst, entstehen dabei gelegentlich auch Zysten. Ich lebe seit mehr als 20 Jahren in Norddeutschland und an der Lokalität allein kann es nicht liegen, dass ich ein Adenom bekommen habe. Mein Nephrologe steht schon nach jeder Blutuntersuchung und der Kontrolle des Schilddrüsenwertes mit dem Skalpell an meinem Bett. Das darf er aber ganz beruhigt wegpacken, denn ich lasse mir nicht die Kehle aufschlitzen, nur um nachzusehen, wie und wo das Teil sitzt. Vielleicht lasse ich mir irgendwann das Adenom rausnehmen. Im Moment sehe ich aber keine große Notwendigkeit. Meine Ärzte werden aber auch schon etwas ruhiger und entspannter, denn sie kennen mich und finden sich damit ab. Sie wissen aber auch, dass, sobald es medizinisch absolut notwendig sein wird, ich ihren Rat befolgen werde. Die Blutwerte sind eigentlich ganz in Ordnung aber „nobody is perfect", auch die Ärzte nicht.

Unter dem Allgemeinbegriff „Herzkatheter" versteht man eine Reihe verschiedener Verfahren, die bekanntesten sind der Linksherzkatheter („großer Katheter") und der Rechtsherzkatheter („kleiner Katheter"). Andere Prozeduren, wie Myokardbiopsie, Belastungskatheter, elektrophysiologische Untersuchungen usw., sind ebenfalls gebräuchlich. Genauere Erläuterungen zu diesen Begriffen kann ich nicht geben. Ich habe nur davon gehört. Ich bin kein Mediziner. Die häufigste Untersuchung ist der Linksherzkatheter. Er beschäftigt sich mit der linken Seite des Herzens und kann sowohl die Herzkammer als auch die Kranzgefäße und die Hauptschlagader (Aorta) darstellen. Da man dabei Druckmessungen durchführt, können die funktionellen Eigenschaften des Kreislaufs ebenfalls beurteilt werden. Auf indirekte Weise werden auch Informationen über die Funktionalität der Herzklappen gewonnen. Diese sind nicht ganz unwichtig für den Transport des Sauerstoffs in den Blutkreislauf. Es droht Atemnot, wenn die Klappen nicht mehr richtig „klappern". Mit dem Rechtsherzkatheter erhalten wir Informationen über die rechte Seite des Herzens, nämlich die Druckverhältnisse in der rechten Herzkammer, in den Lungengefäßen und auf indirekte Weise im linken Vorhof durch die Verbindungen der Kapillargefäße in der Lunge. Ja, ich habe sehr viel Zeit, mich weiterzubilden. Das ist auch eine Beschäftigung während meiner Dialysezeit. All diese Eingriffe wurden oder werden bei mir durchgeführt. Deswegen möchte ich mich informieren. Bei diesem Verfahren kann man auch die Blutflussgeschwindigkeit relativ zuverlässig messen, was ein wichtiger Bestandteil zur Beurteilung von angeborenen und erworbenen Herzerkrankungen darstellt. Zeigen sich Verengungen an den Herzgefäßen, können diese aufgedehnt und mit einem dünnen Gefäßgitter (Stent) stabilisiert werden, oft in gleicher Sitzung. Bei fortgeschrittener Herzerkrankung erfolgt eine gesonderte Befundbesprechung, in der über das weitere Vorgehen beraten wird. Ist eine Aufdehnung wenig Erfolg versprechend, wird eine Bypass-Operation in Betracht gezogen. Wie in der abgebildete Zeichnung zu erkennen ist, sind meine Punktionsstellen im linken Oberarm. So ist es weniger schmerzhaft, wenn die Nadeln eingeführt werden. Eine gewisse Verhärtung der Haut und der Venenstruktur hat sich gebildet.

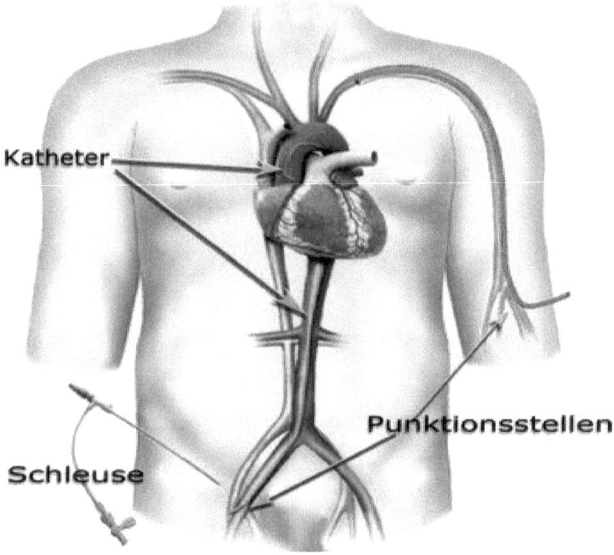

Ist die Katheter-Untersuchung schmerzhaft? Nein. Die Untersuchung verläuft unter örtlicher Betäubung, der Zugangsort geht in den meisten Fällen über die Leiste, in besonderen Situationen über die Ellenbeuge oder das Handgelenk; das Ganze unter strengsten hygienischen Maßnahmen. Es herrscht die Sterilität wie im Operationssaal, da in den Räumen auch Herzschrittmacher implantiert werden. Also alles völlig unkompliziert und Routine in der heutigen Zeit. Die meisten „Dialysekollegen" fragten mich auch: „Bin ich dabei wach?"

Da nur eine örtliche Betäubung erforderlich ist, kann der Patient wach bleiben und ist jederzeit ansprechbar. Ich habe mich sehr gut mit meinem Kardiologen während des Eingriffs unterhalten. Das Hauptthema war, wie so oft, Urlaub und Fußball. Ich musste zuerst einmal ausloten, welchem Verein mein behandelnder Kardiologe zugetan ist, denn er „stochert“ immerhin in meinem Herzen herum und da kann ich einen „Gegner meines Herzensvereins“ nicht gebrauchen. Beruhigungsmittel sind in der Regel nicht notwendig, gegebenenfalls können diese nach Wunsch in Absprache mit dem Arzt gegeben werden. Es gibt solche Angsthasen und Hypochonder. Es können sich natürlich Komplikationen ergeben, wie bei jedem Eingriff in unserem Körper. Die Herzkatheteruntersuchung ist heute ein Routineverfahren. Dennoch ist sie nicht frei von möglichen Komplikationen. Meistens handelt es sich um Probleme an der Einstichstelle. Blaue Flecken, Blutergüsse und leichter Schmerz. Selten muss operativ nachgearbeitet werden. Schwerwiegende Komplikationen wie Herzstillstand, Schlaganfall, Thrombosen sind sehr selten und betreffen hauptsächlich schwerstkranke Patienten oder Notfälle. Gelegentlich kommt es zu Kontrastmittel-Unverträglichkeit wie Hitzewallungen und Übelkeit. Das ist aber nach wenigen Minuten vorüber und sollte keine Panik auslösen. Eine detaillierte Aufklärung am Vortag vor der Untersuchung ist Vorschrift und wird vom Stationsarzt und gegebenenfalls vom Kardiologen des Vertrauens durchgeführt. Zahlreiche Formulare müssen ausgefüllt werden und alle potenziellen Komplikationen, die im Einzelnen mit dem behandelnden Arzt besprochen werden, sind aus juristischen Gründen für diese Risiken aufgelistet. Auch wenn sie extrem selten sind. Hier ist es sehr wichtig, dass auch andere Vorerkrankungen angegeben werden, besonders für Dialysepatienten mit Nierenfunktionsstörungen. Der Einsatz des Stents ist harmlos und kann mitverfolgt werden. Ich hatte alles am Monitor an der Decke gesehen. Alles sehr interessant für mich. Und ein Kardiologe des Vertrauens macht die ganze Sache nur noch leichter.

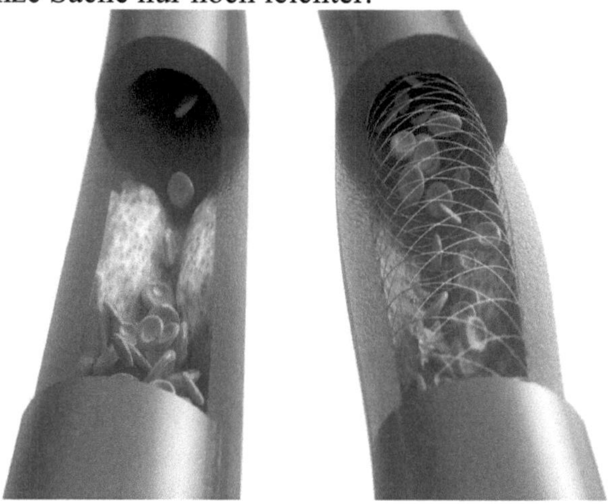

Wie das Bild oben zeigt, vorher mit Ablagerungen in den Blutgefäßen, die den Blutfluss hemmen und nachher … freie Fahrt. Mir und vielen Bekannten mit solch einem Stent hat es sehr geholfen. Wir fühlen uns wesentlich wohler. Und wieder kommt der PTH-Wert ins Gespräch. Wie bereits erwähnt, ist dieser Wert bei Patienten der Nierenersatztherapie, wie die Dialyse auch genannt wird, nicht zu vernachlässigen. Mir wurden die Nebenschilddrüsen bereits entfernt … eigentlich sollten es nur zwei sein, aber wenn die Kehle schon einmal offen war, dann dachten die Ärzte vielleicht, also alle vier Drüsen raus. Egal. Mein hoher PTH Wert resultiert aber von einem Adenom. Und das bleibt drin. Ich weiß, dass ich in absehbarer Zeit einen Bypass oder sogar eine neue Herzklappe benötige. Mein Kardiologe hat mich schon darauf „eingenordet". Aber auch das ist heutzutage kein großes Problem mehr. Dann lasse ich alles über mich ergehen und nach der OP werde ich die notwendigen Reha ausreichend genießen. Wenn man schon so viele Krankenhausaufenthalte wie ich durchleben durfte, dann ist es irgendwann egal.

Nun habe ich erst einmal Ruhe und kann meine Dialyse „genießen". Ja, an alle anderen Nierenersatzpatienten. Es ist die einzige Möglichkeit, einmal von der Transplantation abgesehen, weiter zu leben. Also Kopf hoch, denn es gibt wesentlich schlimmere Krankheiten. Sollte sich ein Dialysepatient immer mit dem Gedanken und der Hoffnung auf eine neue Niere tragen, so schlage ich vor, sich einmal ausgiebig mit der Organtransplantation zu beschäftigen. Es ist auch sinnvoll, sich mit transplantierten Mitmenschen zu unterhalten und Erfahrungen zu sammeln. Es gibt zahlreiche Foren und Organisationen zu diesem Thema. Und eine Pflicht oder einen Zwang zur Transplantation gibt es nicht, obwohl die Dialyse für die Krankenkassen sehr teuer ist. Die Kosten betragen pro Patient und Jahr je nach Dialyseart ca. 40.000 Euro und werden von den Krankenversicherungen übernommen. Mit ca. 18.000 Euro ist die Transplantation die kostengünstigste Therapie und Behandlung. Eine Garantie für eine vollständige Heilung gibt es aber nicht. Nun die alles entscheidende Frage aller Dialysepatienten …

6. Wie lange kann ich mit der Dialyse leben?

Die Nierenersatztherapie mit Dialyse ist heutzutage sehr weit entwickelt und funktioniert ausgezeichnet. Kein anderes lebenswichtiges Organ im menschlichen Körper kann auch nur annähernd über einen ähnlich langen Zeitraum durch eine Maschine ersetzt werden. Es gibt Patienten, die schon mehr als 40 Jahre mit der Dialyse leben. Wichtig ist die gute Kooperation zwischen Patienten und ärztlichem und pflegerischem Personal. Die konsequente Einhaltung der Trinkmenge, der Ernährungsregeln, der Einnahme von Medikamenten, die aufmerksame und gewissenhafte Einhaltung aller Hygienemaßnahmen des ärztlichen und pflegerischen Personals bei jeder Dialyse und der Einsatz der modernsten Technik sind Voraussetzung dafür, dass das Leben von Dialysepatienten über einen so langen Zeitraum bei guter Qualität geführt werden kann. Gerade am Anfang kann es schwierig sein, die Dialyse zu akzeptieren. Ich finde es wichtig, dass sich diese Patienten Hilfe holen, um zu lernen, mit der Dialyse zu leben. Mit der Zeit kann man ein nahezu normales Leben führen. Dies habe ich aber bereits geschrieben. Das Glas ist immer halb voll. Positives Denken macht vieles leichter und hilft in sehr vielen schweren Lebenslagen. Und nicht zu vernachlässigen: Eine positive Einstellung hält lange an und macht gesund. Die Nieren sind zwei wichtige Ausscheidungsorgane. Sie reinigen etwa 300 Mal am Tag das gesamte Blut und filtern die bereits erwähnten Schadstoffe heraus. Funktionieren die Nieren nicht mehr richtig, dann kann und wird eine Dialyse lebensverlängernd aushelfen. Die erste künstliche Niere sah aus wie eine hölzerne Wäschetrommel. Doch die Erfindung vor ca. 75 Jahren war die Grundlage dafür, dass Millionen Nierenkranke länger leben können und dürfen. Heute ist Dialyse reine Hightech. Allein in Deutschland profitierten bis zu 80.000 Menschen regelmäßig von dem Blutreinigungsverfahren, sagt der Präsident der Deutschen Gesellschaft für Nephrologie. Ein Problem bleibt aber: Es gibt immer zu wenige Organspender. Ohne Transplantation verkürzt sich die Lebenszeit von Nierenkranken – trotz Dialyse. Aber was ist verkürzt und wie lange? Das kann niemand genau sagen, es sind nur Mutmaßungen und Statistiken. Da gebe ich überhaupt nichts drauf.

Die Technik der künstlichen Niere geht vor allem auf den niederländischen Arzt Willem Johan Kolff (1911 bis 2009) zurück. Vor ihm hatte sich schon der deutsche Mediziner Georg Haas (1886 bis 1971) mit Blutwäsche beschäftigt. Eines von Kolffs stärksten Motiven für seine Erfindung war wohl Mitleid. Er hatte als junger Mediziner den Tod von Nierenkranken erlebt, ohne ihnen helfen zu können. Am 04. April 1943 setzte er das erste Mal seine künstliche Niere ein. Trotz vieler Rückschläge konnte er zwei Jahre später einer Patientin damit das Leben retten. Der Erfinder emigrierte nach dem Krieg in die USA und verbesserte dort sein Konzept. Ohne Dialyse würden die meisten Menschen beim Versagen ihrer Nieren noch heute keine vier Wochen überleben, betont ein Nierenexperte. Der Körper vergiftet sich ganz langsam. Das habe ich am eigenen Leib erfahren müssen. Die Nieren sind das einzige Organ, das dauerhaft maschinell ersetzt werden kann.

Insgesamt bekommen in Deutschland heute rund 80.000 Menschen regelmäßig eine Dialyse. Über die Hälfte von ihnen sind über 65 Jahre alt. Denn in der Bundesrepublik ist eine chronische Nierenkrankheit in mehr als der Hälfte aller Fälle eine Folge von Diabetes oder von jahrelang schlecht eingestelltem Bluthochdruck. Das war die Ursache bei mir. Beide Krankheiten schädigen die Nieren langfristig. Bei jüngeren Patienten versagt die Nierenfunktion oft wegen Erbkrankheiten oder durch eine Autoimmunerkrankungen. Weltweit leben rund zwei Millionen Menschen mit Nierenersatzverfahren. Das sind aber nur zehn Prozent aller Menschen, die Hilfe benötigen würden. In vielen Entwicklungs- und Schwellenländern bedeutet eine schwere Nierenerkrankung heute noch immer den baldigen und sicheren Tod. Der technische Fortschritt in der Medizin hat es ermöglicht, dass die Dialyse sicherer, effizienter und gleichzeitig schonender geworden ist. Bis in die 1970er Jahre waren bis zu zwölf … ZWÖLF. .. Stunden. am Stück an der Dialyse üblich. Da ist die heutige Dialysezeit ein Klacks und sehr leicht zu bewältigen. Patienten litten während dieser Behandlung oft an Übelkeit, Erbrechen, Krämpfen und Kreislaufproblemen. Denn es war damals notwendig, dem Körper viel Blut für die Reinigung zu entziehen. Heute wird dazu viel weniger Blut benötigt. Der Entgiftungsprozess dauert in der Regel vier Stunden und muss bei den meisten Patienten dreimal pro Woche wiederholt werden. So ist es auch bei mir. Obwohl, ich durfte auch zu Anfang meiner Dialyse für fünf Stunden an die Maschine. Zeitweise, wenn ich zu viel Flüssigkeit im Körper hatte, dann waren es schon einmal sechs Stunden. Aber wie in den 1970er Jahren für 12 Stunden? Nein, niemals ... Da lieber gleich in die Kiste ... Wenn die Nieren ausfallen, gibt es grundsätzlich zwei Wege für eine künstlichen Blutreinigung. Bei der Hämodialyse wird das Blut in eine Maschine geleitet. Danach fließt es entgiftet in den Körper zurück. Bei der Peritonealdialyse wird das eigene Bauchfell zur Entgiftung genutzt. Der Patient füllt mehrmals täglich eine Dialysier-Flüssigkeit über einen Katheter in den Bauchraum ein und lässt sie dann auch wieder ab. Dieses Verfahren hat den Vorteil, dass ein Patient unabhängig von einem Dialysezentrum ist. Er kann die Peritonealdialyse auch im Berufsleben oder auf Reisen durchführen. Auch für junge Patienten und Kinder wird diese Variante häufig genutzt. Zu so einer Behandlung gehört aber auch viel Disziplin: Patienten müssen Zeiten einhalten, Medikamente einnehmen und Diätvorschriften genau befolgen.

Für mich kam diese Dialyseform niemals in Frage. Vielen Menschen ermöglicht eine Dialysebehandlung heute das Überleben, manchen über Jahre, anderen sogar über Jahrzehnte. Es gebe Menschen, die schon mehr als 40 Jahre mit der Dialyse lebten, sagt ein Experte. Allerdings sterben Dialysepatienten im Vergleich zu gleichaltrigen Menschen mit normaler Nierenfunktion deutlich häufiger und früher. Das habe unter anderem mit Veränderungen der Gefäßwände zu tun. Aber das kann durch andere Krankheiten ebenso vorkommen. Also … positiv denken. Wie viele Menschen sterben jährlich durch eine lausige Grippe? Es sind wesentlich mehr. Im Jahr 2017 wurden nach Angaben der Deutschen Stiftung Organtransplantation 1364 Nieren transplantiert. Das waren rund

200 weniger als 2015. Der Mangel an Spendernieren führt dazu, dass für Dialysepatienten die Chance auf eine gleichwertige Lebenserwartung und Lebensqualität sinkt. Ganz wie man es betrachten möchte. Die Sterblichkeit von Nierenkranken mit Spenderorgan ist laut EU-Statistiken deutlich geringer als die von Dialysepatienten. Jaja, die Statistik. Sie sagt aber nichts darüber aus, wie viele Patienten es gibt, denen es nach der Transplantation schlechter geht oder die andere Leiden haben als vor der Transplantation. Ich kenne viele. Schon allein das Kortison, das eingenommen werden muss, das macht den Körper kaputt. Heute hat ein gesunder Mensch im Alter von 20 bis 24 Jahren noch eine Lebenserwartung von 60 Jahren. Einem gleichaltrigen Dialysepatienten bleiben im Schnitt weniger als 25 Jahre. Mit einer Nierentransplantation kann die verbleibende Lebenserwartung auf knapp 45 Jahren fast verdoppelt werden. **So die Statistik. Aber wie heißt es so schön: „Glaube keiner Statistik, die du nicht selbst gefälscht oder beschönigt hast.“** Und ich weiß, wovon ich rede, denn ich habe sehr viele Statistiken in meinem Berufsleben erstellt und so „hingedreht“, wie es passen muss. Es gibt auch die sogenannte Kurzzeit-Dialyse. Diese wird bei komplexeren Operationen angewandt. Bei dieser OP kann es zu einem vorübergehenden

Ausfall der Nierenfunktion kommen, ebenso bei Entzündungen, Infektionen oder als Folge des Ausfalls anderer Organe. Auch bei akutem und plötzlichen Nierenversagen ist eine Dialysebehandlung notwendig, aber nur für einen begrenzten Zeitraum. Allerdings haben Patienten nach einem akuten Nierenversagen ein sehr viel größeres Risiko, im Laufe ihres Lebens eine chronische Nierenkrankheit zu bekommen. Auch sie müssen dann dauerhaft an die Dialyse.

Was kostet so ein Dialysegerät? Es gibt sehr viele Modelle auf dem Markt. Ich hänge an einem Gambro AK 200 S. Dieses Standardgerät kostet **ca. 2500.00 Euro** im **gebrauchten Zustand**. Ein neues Gerät liegt in der Preisregion eines Mittelklassewagens, ohne die notwendigen Schläuche und Filter, diese gehen immer extra. Wer eine Heimdialyse bevorzugt, der bekommt ein solches Gerät von der Krankenkasse in die Bude gestellt. Nach einer gründlichen Einweisung durch das Dialysepersonal kann auch zu Hause dialysiert werden. Es muss auch die Lebenspartnerin oder der Lebenspartner eine medizinische Einweisung der Dialysestation erhalten. Ich habe kurz darüber nachgedacht, aber der Aufwand ist mir viel zu hoch und ich muss mindestens einmal in der Woche zur Blutabnahme in die Station und in der Dialysestation bei dem professionellen Personal fühle ich mich sicher und gut betreut. Eine Nierentransplantation kostet die Krankenkasse ca. 18.000 Euro … vorerst. Denn wie im Buch beschrieben, können diese Kosten wesentlich höher ausfallen, wenn die neue Niere immer wieder abgestoßen wird. Die Kosten für die zahlreichen Behandlungen sind weitaus höher als die Dialyse. Natürlich kumuliert sich im Laufe der Jahre alles auf. Es kommt auch vor, dass sich für Dialysepatienten auch Lebendspendernieren finden lassen. Letztendlich entscheidet auch eine Ethikkommission über solch eine Lebendtransplantation. Die Kommission prüft in Deutschland im Rahmen von klinischen und ethischen Gesichtspunkten die Möglichkeiten der Transplantation. Damit werden in erster Linie die Rechte und die Sicherheit der Patienten, denn es sind dann zwei, gewährleistet werden. Eine solche Ethik-Kommission besteht in der Regel aus mindestens 40 vom Landesamt für Gesundheit berufenen Mitgliedern. Darunter fallen auch zahlreiche Ausschüsse. Unter einer solchen Ethik versteht man, ganz einfach ausgedrückt, den Umgang mit Menschen. Das Selbstbestimmungsrecht, das Vertrauen, der Respekt, die Rücksicht und das Mitgefühl als moralischer Wert wird in dieser Kommission vor der Entscheidung in Betracht gezogen. Ein gutes Beispiel ist ein bedeutender Politiker in unserem Staat. Er bekam von seiner Frau eine Niere „gespendet“. Dabei muss alles passen und die Spenderin oder der Spender absolut gesund sein und genetischen Voraussetzungen mit den körperlichen Vorgaben des Empfängers übereinstimmen. Es darf auch keinerlei Druck auf den Lebendspender ausgeübt werden. Genau dafür ist eine Ethikkommission zuständig. Mir wurde von meiner ehemals guten Freundin auch eine Niere angeboten. Aber ich habe das dankend abgelehnt, denn sie hatte Familie und wenn sie durch diesen Eingriff oder später vielleicht doch gesundheitliche Problem bekommen hätte, das könnte ich nie verkraften. Denn ich weiß von einem Dialysepatienten, dessen Frau auch ihre gesunde Niere gespendet hat, und im Laufe der Zeit wurden die gesundheitlichen Probleme größer und als die noch gesunde Niere versagte, dann musste die gute Frau zur Dialyse. Also war es nur ein Rollentausch. Der Mann lebt ohne, die Frau hängt an der Nierenersatztherapie.

Ein sehr einschneidendes Erlebnis musste ich haben, bevor ich auf meine Flüssigkeitsaufnahme geachtet und meinen Körper gehört hatte. Irgendwann im Laufe der Zeit und kurz bevor ich den Stent bekommen habe, stellte ich fest, dass ich unter Kurzatmigkeit und Atemnot litt. Dies war ein schleichender Prozess. Mir fielen Treppensteigen und andere Aktivitäten sehr schwer. Zuerst schob ich alles auf meine Unsportlichkeit und den körperlichen Bewegungsmangel. Wie sich später herausstellte, war dies ein Trugschluss. Ich konnte nur noch im Sitzen schlafen, weil ich, sobald ich mich hingelegt hatte, sehr große Atemnot bekam. Und wieder habe ich es auf die „leichte Schulter" genommen. Blöd und naiv, wie ich nun einmal bin. Nur mein Kardiologe bemerkte bei der routinemäßigen Untersuchung und beim Belastungs-EKG, dass mein Herz sehr schwer arbeiten musste, um meinen Kreislauf mit dem nötigen Sauerstoff zu versorgen. Das kann man alles messen. Dies war der Anlass für eine Linksherzkatheteruntersuchung. Hier zeigte sich eine koronare Zweigefäßerkrankung mit guter linksventrikulärer Pumpfunktion. Die Aortenklappe war mittelgradig stenosiert, also eingeengt. Die PTCA-Untersuchung zeigt diese krankhafte Verengung des Gefäßes, die mittels eines Ballonkatheter an der Engstelle im Gefäß wieder geweitet werden kann. Danach wird der Stent eingesetzt, damit sich die Stelle nicht wieder verschließt. Dies hat weniger mit der Dialyse zu tun, aber durch den hohen PTH-Wert können sich Ablagerungen an den Gefäßwänden bilden. Ich bin kein Mediziner und gebe alles so weiter, wie ich es verstanden habe. Aber weil ich Dialysepatient bin und keinerlei Ausscheidung mehr habe, wie es so schön heißt, bleibt die gesamte Flüssigkeit im Körper. Wenn auch noch der Blutfluss in der Aorta das Herzens gehemmt ist, dann wird die Luft sehr knapp und die Flüssigkeit hat sich in der Lunge angesammelt. Nach dem Einsetzen des Stents wurde die Luftknappheit so groß, dass das medizinische Personal mich im Bett festbinden musste, damit ich nicht aufstand. Wie bereits geschrieben, ich bekam beim Liegen keine Luft mehr. Aber weil mir der Katheter und Stent über die Leiste eingesetzt wurde, durfte ich nicht aufstehen. Die Narbe war zu frisch und konnte wieder aufplatzen. Ich bin gewiss nicht panisch, aber da bin ich sprichwörtlich ausgeflippt. Sofort wurde eine Untersuchung meiner Lunge vorgenommen. Sie war voller Flüssigkeit, also ab zur Dialyse mit künstlicher Beatmung. Ich war dabei zu ertrinken … auf dem Trockenen und im Bett. Das kann sich niemand vorstellen, der das nicht am eigenen Leib erfahren hat. Nach einer 12-Stunden-Dialyse und dem „Abpumpen“ der Flüssigkeit war wieder alles in bester Ordnung. Ich war danach 12 Kilo leichter. Der behandelnde Arzt teilte mir mit, dass aus meinen beiden Lungenflügeln ca. 12 Liter Flüssigkeit entzogen worden war. So schnell kann man auch abnehmen. Und das alles nur wegen der permanenten Niereninsuffizienz, also der „toten“ Nieren. Das zeigt eindeutig, wie wichtig diese

Organe sind. Ich habe mir keine Gedanken über diese Organe gemacht, auch nicht, als meine Mutter immer sagte: „Zieh dich warm an, du bekommst es an die Nieren." Blödsinn, dachte ich, aber es hat einen wahren Hintergrund. Auch der hohe Blutdruck, wie schon oft erwähnt, hat eine zerstörerische Wirkung bei einem bleibenden Nierenschaden. Ich kann es nur immer wieder erwähnen und weil zu hoher Blutdruck keine Schmerzen verursacht, wird er oftmals ignoriert. Die Strafe folgt und hält ein Leben lang.

7. Die erste Feriendialyse

Als alles so weit überstanden war und ich wieder fit war, beschlossen wir, in den Urlaub zu fahren. Unser Ziel war Spanien. Die wunderbare Stadt Valencia sollte es sein. Dort hatte ich schon einmal für drei Monate gewohnt und es ist nicht von den billigen Hawaii-Hemdenträgern mit ihren bunt geblümten Shorts, weißen Tennissocken und Sandalen tragenden peinlichen deutschen Touristen überlaufen. Ich suchte mir eine Dialysestation, die dem deutschen und internationalen Standard entsprach. Über einen Veranstalter, der Dialysereisen weltweit plant und organisiert, habe ich mich bei dieser Dialysestation angemeldet. Alles ist völlig problemlos verlaufen und meine Krankenkasse hat die Kosten übernommen. Meine Daten und die letzten Blutuntersuchungsergebnisse wurden zusammen mit einer Unbedenklichkeitsbescheinigung (alle vorgeschriebenen Impfungen usw.) von meiner Heimdialysestation an die Urlaubsdialysestation gesendet. Alles, was ich mitbringen musste, das war ausreichend Heparin und Epo. Ein bei Sportlern sehr beliebtes Dopingmittel. Der Wirkstoff Heparin verhindert, dass das Blut im Körper gerinnt. Es wird vom Körper selbst gebildet, kann zu therapeutischen Zwecken aber auch künstlich zugeführt werden. Heparin wird eingesetzt zur Vorbeugung und Behandlung von Thrombosen und Verschlusserkrankungen der Arterien und Venen. EPO ist ein körpereigenes Hormon, das die Bildung roter Blutkörperchen stimuliert. Ausdauersportler schätzen diesen Effekt, denn werden mehr rote Blutkörperchen produziert, kann der Körper mehr Sauerstoff transportieren. Das Wundermittel ist aber gefährlich. Das Blut wird dickflüssiger. Also muss Heparin zugeführt werden. Erythropoetin (Erythropoietin, Epoetin), oder kurz Epo, ist ein wichtiges Hormon des Körpers. Es wird vor allem in der Niere produziert und regt die Bildung und Reifung von roten Blutkörperchen (Erythrozyten) im Knochenmark an. Und was ist, wenn die Nieren kaputt sind? Nichts ist mehr mit der Bildung und Reifung von roten Blutkörperchen im Knochenmark. Wenn mein Hb-Wert zu niedrig ist oder war, dann wurde dieses Epo eingesetzt. Wenn alles nichts half, dann eine Bluttransfusion. Das Hämoglobin (Hb) ist ein Protein der roten Blutkörperchen, der Erythrozyten. Da es dem Blut seine rote Farbe verleiht, wird es auch als Roter Blutfarbstoff bezeichnet. Die wichtigste Aufgabe des Hämoglobins ist der Transport von Sauerstoff und Kohlenstoffdioxid im Blut. Die Hämoglobinkonzentration gehört standardmäßig zu jeder Blutuntersuchung dazu. Von besonderem Interesse ist der Hb-

Blutwert, wenn eine Blutarmut (Anämie) oder einer Erhöhung der roten Blutkörperchen vermutet wird. Der Hb-Wert im Blut gibt außerdem indirekt Aufschluss über Störungen des Wasserhaushaltes. Bei Verdacht auf bestimmte Krankheiten sowie im Rahmen einiger Vorsorgeuntersuchungen kann der Arzt mit speziellen Testverfahren auch überprüfen, ob Hämoglobin im Urin oder Stuhl vorkommt. Zum Beispiel liefert Hb im Urin ab einer gewissen Konzentration unter anderem Hinweise auf:

- Zerfall der roten Blutkörperchen im Blut Nierenerkrankungen (Karzinom, Nierentuberkulose und andere)
- Blutungen in den ableitenden Harnwegen

Also nicht ganz unwichtig bei Dialysepatienten. Der Hämoglobin-Normalwert ist vor allem abhängig von Geschlecht und Alter: Ein Hämoglobinwert zwischen 14 und 18 g/dl gilt bei Männern als normaler Hb-Wert. Frauen sollten einen Blut-Hb-Wert von 12 bis 16 g/dl aufweisen. Für Kinder in den verschiedenen Altersstufen gibt es eine Hb-Wert-Tabelle mit Referenzbereichen. So kann der Kinderarzt sofort sehen, ob der Hb-Wert normal ist. Denn es müssen auch Kinder an die Dialyse, wenn ihre Nieren geschädigt sind. Erniedrigte Laborwerte (Hb von unter 14 g/dl bei Männern bzw. unter 12 g/dl bei Frauen) zeigen eine Blutarmut an. Das allein lässt aber noch nicht auf die Ursache der Blutarmut schließen: Dazu müssen weitere Parameter der roten Blutkörperchen bestimmt werden, zum Beispiel die Erythrozyten-Zahl (MCV) und Hämatokrit (MCH). Beispiele für Erkrankungen mit einer Anämie sind:

- Eisenmangelanämie, häufig bei jungen Frauen
- Synthesestörungen der Globin ketten (Thalassämien, Sichelzellkrankheit)
- Chronische Erkrankungen, zum Beispiel Krebserkrankung, chronische Entzündungen oder Infektionskrankheiten
- Folsäuremangel oder Mangel an Vitamin B12

Erniedrigtes Hämoglobin tritt auch bei akuten Blutungen auf, da der Körper nicht in der Lage ist, schnell genug neue rote Blutkörperchen zu bilden. Auch eine Überwässerung (Hyperhydratation) führt zu einem erniedrigten Hb-Wert im Laborbefund. Hierbei handelt es sich aber nur um einen relativen Mangel. Der Hb-Gehalt im Körper bleibt insgesamt gleich, jedoch nimmt das Blutvolumen zu, wodurch die Hb-Konzentration abnimmt. Es handelt sich sozusagen um eine Verdünnungsanämie. Eine Überwässerung entsteht zum Beispiel bei rascher Zufuhr von Infusionslösungen oder im Rahmen eines Nierenversagens.

Also weiter zu unserer geplanten Spanienreise. Zwei Tage vor unserer Abreise und nach meiner letzten Heimdialyse besuchten wir unseren Freund, um die Schlüssel für den Briefkasten abzugeben. Unser damaliges Auto war ein Zweisitzer-Sportwagen und Cabrio. Unser Bekannter wollte noch kurz zum Einkaufen gehen, da er im Moment kein Auto hatte. Also boten wir an, mit ihm seine Einkäufe zu erledigen. Ich habe noch niemals so einen Einkauf erlebt. Mit zwei vollen Einkaufswagen düsten wir regelrecht durch den Supermarkt. Ohne groß zu überlegen und auf die Preise zu achten, warf er einfach alles in den Einkaufswagen, dann in den anderen. Der Einkauf hätte ganz locker für eine sechsköpfige Familie über Wochen ausgereicht. Aber unser Bekannter war allein. So war auch seine Körperfülle. Unser Sportwagen hatte zwei Sitze und einen Notsitz sowie einen kleinen Kofferraum. Wir hatten alles ins Auto gestopft, der Kofferraumdeckel konnte aber nicht geschlossen werden, musste also mit einer Schnur festgebunden werden. Nun musste auch noch unser dicker und schwergewichtiger Freund ins Auto steigen. Nach der Qual des Einsteigens und vielen Schweißtropfen war es endlich geschafft. Wieder bei ihm zu Hause angekommen, wurde alles ausgeladen. Wir verabschiedeten uns in den Urlaub. Es war Sommer und da unser Auto ein Cabrio war, sollte das Dach geöffnet werden. Dies kann auf Knopfdruck geschehen. Theoretisch. Es gab aber keine Reaktion. Also ab in die Werkstatt, denn die Zeit drängte und es sollte in den sonnigen Süden gehen. Der Werkstattleiter teilte uns mit, dass der Motor zum Öffnen des Daches und der Sensor defekt waren. Ein ungewöhnlicher Druck auf die Elektronik musste den Schaden verursacht haben, da die gesamte Elektronik für das Dach direkt unter dem Beifahrersitz und im Kofferraum sei. Alles klar … unser fülliger Freund mit seiner Einkaufsorgie hatte alles zerquetscht. An eine schnelle Reparatur sei nicht zu denken.

Die Urlaubsvorfreude war etwas getrübt, aber wir hatten eine Klimaanlage im Fahrzeug und immer mit einem offenen Verdeck zu fahren, das ist auch ungesund. Das redeten wir uns ein. Ich holte nun mein Heparin und das Epo von der Apotheke, welches ich Tage vorher bestellt hatte, ab. Die nette Apothekerin sagte, dass ich das Epo unbedingt in einer Kühlbox transportieren müsse. Die mitgelieferte Kühlbox war riesig. Wir erinnern uns? Keine Rücksitzbank und sehr kleiner Kofferraum. Zum ersten Mal habe ich diesen Sportwagen auf den Schrottplatz verflucht. Was tun? Das Gepäck musste doch auch noch mit für zwei Wochen Urlaub in Spanien. Meine Lebensgefährtin kann packen. Ich weniger. Für meinen Sommerurlaub brauche ich nicht viel. Meine Kühltasche für die Medis nahm 70 Prozent des Ladevolumens in Anspruch. Das Gepäck meiner Lebensgefährtin nochmals 25 Prozent und für mich war der Rest vorgesehen. Unser Reiseproviant musste wegfallen. Aber es gab genügend Raststätten auf der 2600 km lange Fahrtstrecke. Wir überlegten uns, ob ich eine Zwischendialyse durchführen sollte, denn die Reise bis zum Zielort dauerte drei Tage. Nach reiflicher Überlegung wurde dieser Plan aber verworfen. Denn meine erste Dialyse in Valencia war in vier Tagen nach Abreise und der letzten Heimdialyse angesetzt. Das schaffe ich und so ging es los. Nur die Kühlung für das Epo bereitete mir Sorgen, denn sobald die Kühlung für diese Medizin nicht mehr gewährleistet ist, kann es in die berühmte Tonne. Das benötigte und teure Epoetin 4000 I.E./0.4ml in der Fertigspritze kostet ca. 193 Euro. Bei damals 6 geplanten Dialysen mit 6 Spritzen betrugen die Kosten 1158 Euro. Dies waren die Kosten für unser Apartment. Die Kühlbox enthielt drei Kühlkissen, aber bei der Sommerhitze machten diese sich sehr schnell „flüssig“. Also alle drei Stunden in einen Supermarkt oder eine Tankstelle und einen Eisbeutel kaufen. Dies war aber nicht der einzige Stress. Durch die große Hitze in den südlichen Gefilden wurde der Durst immer stärker. Für meine Patricia kein Problem, aber für mich sehr wohl. Denn ich hatte meine Atemnot und die Unmenge Flüssigkeit in meinem Körper noch sehr gut in Erinnerung. Dieses Erlebnis mochte ich nie wieder erleben, schon gar nicht im Urlaub und im Ausland. Also, was tun?

Ich entnahm aus den Eisbeuteln für das Epo kleine Eisstückchen, befeuchtete meine Lippen und dann ab in den Mund. Eine kleine Linderung für mich. Auch ein Apfel half gegen den Durst. Ich war jedes Mal voller Neid, wenn meine Lebensgefährtin bei unseren Pausen ein kühles, frisches Getränk zu sich nahm. Ich glaubte damals, ein kleines Grinsen in ihren Mundwinkeln zu erkennen. Auf der Fahrt überlegten wir nochmals, und anders als bei den üblichen Urlaubsreisen, ob wir wirklich alles mitgenommen hatten. Die Krankenkassenkarten, die Dialysepapiere und den Versicherungsschein für einen eventuellen schnellen Krankenrücktransport. Alles dabei, es wäre sowieso viel zu spät gewesen, denn wir hatten bereits 1000 km geschafft und waren in Frankreich. Weitere Gedanken waren beim Shunt. Würde er während des Urlaubs halten und funktionieren? Wenn nicht, dann Pech, davon ließen wir unsere Urlaubslaune nicht verderben und ich hatte großes Vertrauen in diese System. Ab und zu fühlten und hörten wir an dem Shunt, ob dieser noch „rauschte". Für die Menschen auf dem Rastplatz muss es sehr befremdlich ausgesehen haben, als wir unsere Ohren abwechselnd an meinem Oberarm legten. Alles in Ordnung und weiter.

Ohne Zwischenfälle und mit Unmengen an zerflossenem Eisbeuteln kamen wir in Valencia an. Ein Positives hatte die ganzen Wassermassen. Wir hatten immer gutes Wasser zum frisch machen dabei. Noch vor dem Einchecken ins Apartment suchten wir die Dialysestation, denn die erste Dialyse sollte bereits am Morgen des nächsten Tages stattfinden. Die Station war nicht weit vom idyllischen Hafen und der Innenstadt eines kleinen Städtchens außerhalb der Großstadt Valencia. Ich muss leider sagen, dass diese Dialysestation keinen besonders vertrauenswürdigen Eindruck auf uns machte. Es war eine Fabrikhalle. Zögerlich gingen wir hinein, denn es nützte ja nichts. Aber schon im Eingangsbereich und in den Vorräumen wurden wir sehr positiv überrascht. Alles neu, sauber und mit edlen Materialien ausgestattet. Nobel, nobel, dachten wir. Nicht so kalt und steril wie in Deutschland. Sofort kam eine nette und, ich darf sagen, hübsche Krankenschwester auf uns zu. Sie sprach nur wenig deutsch, aber Englisch war kein Problem. So war die Kommunikation gerettet. Der bürokratische Papierkram wurde erledigt, der Dialyseplan verabredet und dann war's das schon. Nun kam auch einer der Ärzte zur Visite. Es war ein junger, lockerer und sehr aufgeschlossener Typ. Er nahm mir kurz Blut ab, um den Kaliumwert zu bestimmen. Das dauert nur wenige Minuten und alles war in Ordnung. Alles weitere am nächsten Tag. Er gab uns einen Tipp, wo man gut essen könnte und wo die besten Sehenswürdigkeiten sind. Hier gefällt es mir, dachte ich bei mir. Ich fühlte mich nicht wie ein Dialysepatient und schon gar nicht wie in einer Dialysestation. Es war mehr ein gutes Mittelklassehotel. Das Personal war sehr aufmerksam und ich bin überzeugt, dass es nicht nur an meiner Gastdialyse lag. Es liegt vielmehr an der Mentalität dieser Menschen im Süden von Europas. Kann auch nicht anders sein, bei diesem Wetter, und diese offenen Menschen sind nicht so griesgrämig und missmutig, wie die Deutschen es leider sind.

Meine erste Dialyse war für 8 Uhr am Morgen geplant. Der Tag ist sehr schnell vergangen und tot müde sind wir ins Bett gefallen. Am nächsten Morgen bin ich um 8.30 Uhr aufgewacht. Um 8.30 Uhr. Oh Mist, ich hatte die Dialysezeit verpennt. Telefon schnappen und in der Dialyse anrufen. Eine nette Sekretärin war am Telefon und nach vielen Entschuldigungen von meiner Seite war auch alles ok. Ohne dass die Polizei die Tür eingetreten hat. Wir erinnern uns? Zu Hause sind die Ordnungshüter sofort anwesend, wenn sich der Patient nicht sofort meldet, wenn er sich verspätet.

Ohne Frühstück ging es ab zur Dialysestation. Wieder wurde ich von sehr hübschen und netten Schwestern empfangen … mit einem Lächeln im Gesicht. Meine Lebensgefährtin wollte wissen, wann sie mich abholen könne, denn für sie war shoppen angesagt. Kurze Verabschiedung, aber mit einem Augenzwinkern und Grinsen im Gesicht. Ihre Worte waren folgende: „Genieße die kurze Zeit mit den Schwestern, denn DU kommst wieder mit."

Die Punktion des Shunts war angenehm, denn da spürte man gleich, dass die Schwestern ihr Handwerk verstehen. Auch der Stationsarzt kam kurze Zeit später, erkundigte sich nach meinem Befinden, gab mir die Blutwerte vom Vortag bekannt und trottete mit Badeshorts und Badelatschen wieder davon. Das sollte ich auch meinen Ärzten als Sommerkleidung vorschlagen. Aber einen weißen Arztkittel hatte er an, sonst hätte ich vermutet, dass es ein Tourist gewesen ist, der vom Strand kommt.

Auch das Frühstück war eine Augenweide. Frische Brötchen mit Serranoschinken, verschiedene

Käsesorten, ein Ei, frisches Obst, Saft und natürlich guter Kaffee. Ich dachte bei mir, jetzt fehlt nur noch eine Flamencotänzerin. Es war wie im Hotel. Was es wohl zu Mittagessen gibt?

Alle weiteren Dialysen verliefen bis zur Abreise problemlos. Gut, ich hatte zwei Dialysen ausgesetzt, weil wir einmal in das Hinterland gefahren waren. Auch dies war ohne Probleme und nach ordnungsgemäßer Abmeldung möglich. Ich freue mich jetzt schon, wieder dort meinen Dialyseurlaub zu verbringen. Meine Lebensgefährtin übrigens auch, denn während ich zur Dialyse war, da konnte sie ausgiebig bummeln und shoppen gehen. Man darf eine Frau nicht allein losziehen lassen, schon gar nicht mit der Kreditkarte. Nur gut, dass unser Auto einen sehr kleinen Kofferraum hatte. Aber die große Kühlbox für das Epo wurde nicht mehr benötigt. Den dafür freigewordene und überschüssigen Platz füllte Patricia mit ihren Einkäufen gut aus ... Immerhin hat sie mir zwei T-Shirts mitgebracht. Da ich zwei Dialysen „geschwänzt“ hatte, waren auch zwei Dosen von Epo übrig. Ich wollte diese nicht wieder mit nach Hause schleppen und so habe ich das Epo der Dialysestation überlassen, sprichwörtlich als Geschenk. Die Freude war sehr groß, denn das Zeug ist teuer. Also nicht weitersagen, aber wir sind doch unter uns.

Wieder daheim durfte ich am nächsten Tag wieder zur Heimdialyse und auch dort war nach der Blutabnahme und dem Ergebnis alles in bester Ordnung. Alle Papiere der Feriendialyse waren wieder rechtzeitig bei meiner Heimstation. Alles verlief ohne Probleme und reibungslos. Vielen Dank, gerne wieder. Ich kann nur jedem Dialysepatienten empfehlen, nicht auf den Urlaub wegen der Dialyse zu verzichten oder sogar Angst davor zu haben. Es ist heutzutage überhaupt kein Problem, den Urlaub zu planen und durchzuführen. Es gibt einige gute und qualifizierte Anbieter, die solche Urlaubsreisen weltweit für Patienten organisieren. Die Krankenkassen übernehmen die Kosten nach vorheriger Genehmigung. Auch das ist reine Formsache. Natürlich sollte man nicht in einem Risikogebiet oder im Dschungel seinen Urlaub verbringen. Auch auf einen gewissen Gesundheitsstandard in den einzelnen Ländern ist zu achten. Ich habe mich auch im Vorfeld ausgiebig informiert und wurde nicht enttäuscht. Auch auf den allseits beliebter werdenden Kreuzfahrtschiffen werden nun Dialysen angeboten.

Als Dialysepatient muss man nicht den Kopf hängen lassen, wie schon bei vielen Mitpatienten erlebt. Es ist, wie es ist, und es geht immer weiter. Die Psyche ist ganz wichtig, denn diese kann und wird auch krank machen, körperlich und seelisch.

Ich habe auch mit einigen Dialysepatienten gesprochen, die ungeduldig, gestresst und fast panisch auf eine neue Niere warten, nur um von der Maschine zu kommen. Wer kann einem Dialysepatienten mit absoluter Sicherheit gewährleisten, dass nach der erfolgten Transplantation alles wieder in bester Ordnung ist? Niemand kann und wird das tun. Die temporäre Niereninsuffizienz ist eine unheilbare Krankheit und das muss der Patient akzeptieren. Es gibt Anzeichen, die auf eine nicht „normale" Nierenfunktion hinweisen. Nicht alle Anzeichen und Schmerzen deuten gleich auf ein Nierenversagen hin. Es gibt auch Nierensteine und den Nierenstau. In den meisten Fällen macht sich dieser Nierenstau durch ein leichtes Ziehen in den Seiten bis hin zu starken Schmerzen, Fieber, Übelkeit und Erbrechen bemerkbar. In jedem Fall muss ein Arzt aufgesucht werden, um die Ursache feststellen zu lassen. Ein Nierenstau ist keine eigenständige Erkrankung, sondern eine Folge von unterschiedlichen Ursachen. Ein Nierenstau entsteht, wenn sich der Urin durch den Druck auf die Harnwege zurück in das Nierenbeckensystem staut. Auf diese Weise kommt es zu Schmerzen in der Nierengegend. Nierensteine sind eine mögliche Ursache. Der Arzt wird prüfen, ob bereits eine Infektion vorliegt. Ist dies der Fall, dann wird er mit Antibiotika arbeiten. In einigen Fällen kann es bei einem Nierenstau notwendig sein, eine Harnleiterschiene zu legen, damit der Urin abgeführt werden kann. Ein lange bestehender Harnstau kann die Nieren so sehr schädigen, dass es zu einer Niereninsuffizienz mit Erhöhung der Retentionswerte (Kreatinin und Harnstoff) im Blut kommt. Im schlimmsten, allerdings seltenen Fall kann der Stein den Harnleiter komplett verschließen. Die Niere bildet jedoch weiterhin Urin, Abfallstoffe aus dem Blut reichern sich an und können die Niere bleibend schädigen. Es besteht sogar das Risiko, dass sie reißt und der Urin in das Körperinnere fließt. Fazit: Es ist sehr wichtig, dass ein jeder Mensch auf seinen Körper, besonders auf die Nieren, ein Auge, besser alle zwei, wirft. Eine spätere und nicht mehr umkehrbare Nierenersatztherapie, besser bekannt unter dem Begriff „Dialyse", wird einem erspart bleiben.

Fazit: In den eigenen Körper hineinhören und auf die Symptome achten!

8. Was wird die Zukunft bringen?

Generell für alle Menschen, gleich welches Organ oder welche Gliedmaßen ersetzt werden müssen gilt … es wird in der Zukunft die Möglichkeit geben, dass mittels 3D-Druck und aus Eigengewebe solche Körperteile hergestellt werden können. Im Jahre 2019 ist es US-Forschern gelungen, einen Prototypen einer künstlichen Niere aus Eigengewebe zu züchten und bei Schweinen zu implantieren. Während der dreitägigen Probelaufzeit war es zu keinerlei Komplikationen gekommen. Erste Studien dazu sind in Planung. Natürlich ist dies kein Vergleich zu Menschen, aber wie wir alle wissen, so sind uns Menschen die Schweine nicht allzu fern …! So oder so!

Diese Studien machen Hoffnung, dass in der Zukunft unsere defekten Organe und Gliedmaßen wiederhergestellt werden könnten, ohne die bekannten Abstoßungen des Körpers erleiden zu müssen. Denn Eigengewebe, aus dem eigenen Körper gezüchtet, wird unsere „Heimat" nicht abstoßen wollen. Schon im Jahre 2016 gelang es deutschen Forschern aus Eigengewebe eine voll funktionsfähige Niere zu züchten und mit dem 3D-Drucker zu produzieren. Ich bin überzeugt, dass die Forschung sich sehr schnell entwickelt und erste Langzeitstudien durchgeführt werden können. Dann bin ich auch bereit, mir eine aus Eigengewebe gezüchtete Niere transplantieren zu lassen! Ich denke, dass die eigentliche Zucht kein großes Problem darstellt, das Material für einen Druck des Organes aber schon. Der Aufbau einer Niere ist sehr komplex, da kann man nicht jedes Material verwenden.

Die Niere = Nephros und ihre Lage: Sie liegen im Lendenbereich, links und rechts neben der Wirbelsäule. Der obere Rand befindet sich in Höhe des zwölften Brustwirbels, daneben liegt die Leber. Unter der linken Niere befindet sich die Milz. Die beiden Nieren liegen hinter dem Bauchfell. Dies ist auch der Ort und der Grund für eine mögliche Peritonealdialyse. Gehalten werden beide Nieren von Fettgewebe. Dieses Gewebe dient auch als Schutz, wodurch die beiden Organe gepolstert sind. Die Nieren sind bohnenförmig und in der Regel ca. 10 bis 12 cm lang und ca. 5 bis 6 cm breit. Das Gewicht beträgt je nach Statur und Alter 120 bis 300g.

Der Nierenaufbau: Die Niere besteht aus der Nierenrinde und dem Nierenmark. An dieses Nierenmark schließen sich die Nierenkelche und Nierenbecken an. Anschließend geht der Harnleiter ab. Nun kommt das eigentliche. Das Nierenmark besteht aus mehreren Markpyramiden, die durch die vielen und unzähligen nebeneinanderliegenden Nierenkanälchen und deren Blutgefäßen gestreift erscheinen. Genauso sieht ein Dialysefilter aus. Für mich jedenfalls. Ich habe während meiner Dialyse genügend Zeit, mir alles genau zu betrachten. An den Spitzen befinden sich die Nierenpapillen und enden in jeweils einem Nierenkelch, der den austretenden Urin aufnimmt. So die Theorie. Bei Dialysepatienten ist diese Funktion eingeschränkt oder nicht mehr vorhanden. In der Nierenrinde befinden sich die Nierenkörperchen in sehr großer Anzahl, ca. eine Million pro Niere und Röhrensystem. Da kann man erst einmal erkennen, wie komplex und umfangreich eine Niere ist. Dies bedeutet auch, dass eine künstlich Herstellung derzeit nicht ohne weiteres möglich ist. Ein Dialysefilter, auch Dialysator genannt, besteht aus bis zu 20.000 Hohlfasern mit einer Wandstärke pro Faser von 0.035 mm. Durch diesen Filter wird das Blut geleitet und gereinigt.

Aber es gibt die Dialyse und diese schmerzfreie Therapie rettet uns als Dialysepatienten auf die Dauer das kostbare Leben! An alle derzeitigen und zukünftigen Patienten kann ich nur appellieren, Kopf hoch, denn es gibt wesentlich Schlimmeres als die Nierenersatztherapie. Es ist eine unheilbare Krankheit, aber durch konsequente Dialysetherapie und eine Beachtung der Trinkmenge, sowie der Ernährung ist alles völlig normal!

Noch eine kurze Anmerkung in eigener Sache und in dieser Epidemie-Zeit: Wir als Dialysepatienten können froh sein, dass wir selbst entscheiden können, ob, wie und wann wir die Nierenersatztherapie durchführen lassen. Wenn man sich dieses staatlich verordnete Chaos in der Corona-Epidemie betrachtet, so bin ich sehr froh, dass es den Artikel 1GG gibt. „Die Würde des Menschen ist unantastbar und diese zu achten und zu schützen ist Verpflichtung aller staatlichen Gewalt." Nicht auszudenken, wenn sich der Staat mit den unfähigen und kopflos umherirrenden Politikern in die Therapie einmischen würden. Denn es wird aus einem Loch ein unscheinbarer und nutzloser Politiker hervorkriechen und aus Kostengründen in die Dialyse eingreifen wollen. Eine Dialyse ist auf die Dauer wesentlich teurer für das Gesundheitssystem als eine Transplantation. Genauer ausgedrückt … eine staatlich angeordnete Transplantation. Wer weiß denn schon, was sich unsere unfähigen Volksvertreter in diesen Covid-19-Zeiten noch alles einfallen lassen, um Wählerstimmen zu fangen. Da es unmöglich ist, alle unter einen Hut zu bringen, müssen wir uns keine Sorgen machen, dass dies so kommen wird! Nur der Kommerz und der Gewinn zählt in unserer Gesellschaft, nicht die Gesundheit.